LES MALADIES
INFECTIEUSES OU CRYPTOGAMIQUES.

Poitiers. — Imp. de A. DUPRÉ.

LES MALADIES
INFECTIEUSES OU CRYPTOGAMIQUES
DE 1853 ET 1854

ATTRIBUÉES

AUX MAUVAISES RÉCOLTES DE 1852 ET 1853;

MOYENS

De prévenir le Retour de semblables Maux,

SUIVIS DE

CONSIDÉRATIONS SUR QUELQUES AFFECTIONS GÉOLOGIQUES.

APPENDICE

Au Traité sur les Découvertes des Causes et des Moyens préservatifs

DES ÉPIDÉMIES ET DES ÉPIZOOTIES

DITES TYPHOIDES.

PAR L.-E. PLASSE,

Médecin-Vétérinaire à Niort (Deux-Sèvres).

Felix qui potuit rerum cognoscere causas.

Virg.

PARIS,

CHEZ Mme Ve BOUCHARD-HUZARD, LIBRAIRE,

RUE DE L'ÉPERON-SAINT-ANDRÉ, 5.

1855.

A Monsieur le ministre de l'agriculture et du commerce.

Monsieur le Ministre,

J'ai l'honneur de vous adresser un mémoire renfermant des documents propres à exciter l'intérêt, et venant à l'appui de mon Traité sur les découvertes des causes des épidémies et des épizooties dites typhoïdes; j'y démontre que les maladies générales et si meurtrières de 1853 et 1854 ont dû leur développement aux mauvaises récoltes de 1852 et 1853, et que l'on peut empêcher leur retour.

J'ai pu, dès la récolte de 1852, annoncer par des écrits la venue des différentes maladies générales qui ont si extraordinairement sévi en 1853 et 54 sur le civil et sur l'armée; et j'ai, en même temps, fait connaître les moyens certains de soustraire la société à la fureur de ces maux funestes : or, un système qui suggère à son auteur des idées de prévision si justes, ce qui est sans précédent en médecine, n'est-il pas digne d'être pris en considération, surtout lorsque, par son triomphe, l'art médical doit dans sa partie la plus importante cesser d'être conjectural ?

Je rappelle aussi à votre attention, Monsieur le Ministre, la *mission* que j'ai reçue en mars 1850, de l'un de vos honorables prédécesseurs, le savant M. Dumas, concernant les causes et les moyens préservatifs du *charbon*.

MM. les professeurs de l'école vétérinaire de Toulouse n'ont pas bien saisi les instructions ministérielles, et ayant agi dans un sens opposé aux ordres qui leur avaient été transmis, il s'en est suivi qu'une bonne opération a été faussée, et partant des résultats capables d'induire en erreur le monde médical et le public lui-même.

Le journal de l'école rendit compte de ces faits par une publication contenant des passages où mes idées sont reproduites d'une manière fort infidèle, mais les colonnes de cette feuille me furent fermées lorsque je présentai ma réplique. Vous comprendrez, j'ose l'espérer, Monsieur le Ministre, qu'il y a, dans cette grave question, nécessité de connaître enfin la vérité (1).

Le jury, dans ses conclusions, semble appeler de tous ses vœux votre puissante intervention ; car, bien qu'il ne paraisse pas convaincu, ce que M. le Ministre n'exigeait pas, et ce qui ne fut pas possible dans les conditions où il se trouvait, il déclare néanmoins que *mes idées étiologiques méritent un sérieux examen*.

Je vous supplie donc, Monsieur le Ministre, dans le but de prévenir désormais des mortalités de la nature de celles qui naguère encore désolaient notre chère patrie et différents États de l'Europe, de renvoyer, pour éclaircir cette haute

(1) *Voir* ci-joints le rapport du jury de l'école impériale vétérinaire de Toulouse et mes répliques.

question, mes travaux devant la société centrale de médecine vétérinaire.

Et, pour ne rien négliger dans cette affaire, basée sur des éléments dont la substance devra être mise à la portée du citadin le plus opulent comme de l'habitant du hameau le plus humble, je crois, dans l'espoir d'abréger les longueurs qu'entrainent toujours les délibérations, devoir recourir immédiatement à la presse.

Agréez, Monsieur le Ministre, les salutations respectueuses de votre très-humble et très-obéissant serviteur,

PLASSE.

Niort, le 15 mars 1855.

AVANT-PROPOS.

En soumettant aux sociétés savantes le livre qui traite de mes découvertes, je m'attendais bien, à part la prévention, à être accueilli avec toute la rigueur que peut encourir un homme obscur osant, dès son début, se montrer fièrement posé sur la solution définitive d'une si grave question. Mais la presse devait-elle être muette à l'occasion de faits notoires intéressant la science et la société à un si haut degré !

M. Samson, en écrivain dévoué au progrès de l'art, osa seul, à ce sujet, blâmer l'indifférence des sommités scientifiques : « On a peine » à s'expliquer, dit-il dans la *Feuille de Tou-* » *louse* de janvier 1854, qu'on hésite un seul » instant à accorder à M. Plasse les expériences » qu'il demande, du moment surtout qu'il ne

» s'agit de faire aucune dépense; car, enfin, » ou M. Plasse a raison, ou il a tort; s'il a » raison, de quel résultat profitable pour l'a- » griculture et pour l'armée, le triomphe de » ses idées ne serait-il pas suivi? En vérité, » quand on songe aux sommes énormes qui » ont été fournies à la commission de la péri- » pneumonie, pour aboutir à quoi?..... à la » nécessité de nouvelles sommes et de nou- » velles recherches..... »

M. Samson, dans son impatience, se retourne vers moi, et d'un ton de reproche il dit : « Ce » silence glacial doit être attribué à la convic- » tion solide qu'indique l'attitude de l'auteur, » si peu propre à lui concilier l'attention de » ceux auxquels il s'adresse. La presse veut » rester entièrement libre de donner l'éloge et » le blâme selon le mérite de l'œuvre, sans » se voir devancer par l'initiative de l'auteur. »

Il est possible que M. Samson ait deviné plus juste que moi, qui attribuais ce silence à *l'impossibilité d'une réfutation sérieuse* de doctrines déduites de faits puissants recueillis pendant trente années d'observations soutenues.

Ce mutisme, dans tous les cas, ne m'a préoccupé que sous le rapport très-fâcheux du retard qu'il apporte dans l'adoption de mes idées; armé de courage et de patience, j'ai persévéré dans mes recherches, et les nouveaux faits que j'ai recueillis me portent à me présenter avec la même attitude pour déclarer au monde médical et à ma patrie que le règne des systèmes si entraînants dus à l'imagination de l'immortel Hippocrate, au sujet de l'étiologie des épidémies et des épizooties infectieuses, touche à sa fin; les *effluves*, le *génie épidémique*, les *constitutions médicales*, les *miasmes putrides, paludéens*, dont il faut enfin faire justice, sont autant de victimes innocentes que des faits multipliés et positifs viennent réhabiliter pour accuser, à bon droit, les *cryptogames microscopiques*.

Une ère nouvelle apparaît; l'origine des maladies générales transmissibles, désormais mise en lumière, car on n'en parlera plus qu'après un examen approfondi, recevra de la génération naissante, sous l'influence des progrès de notre époque, une impulsion éclatante et salutaire. Et quiconque, dans les hautes régions de la science, oserait susciter quelque obstacle au développement de ces saisissantes vérités, descendra d'autant de degrés de l'échelle glorieuse tenue par la renommée.

MÉMOIRE

SUR LES

ÉPIDÉMIES ET LES ÉPIZOOTIES

DE 1853 ET 1854

ADRESSÉ

A Monsieur le Ministre de l'agriculture et du commerce.

Monsieur le Ministre,

Le cœur fortement affecté des mortalités qui, depuis deux ans, planent sur la France et sur l'Europe entière, j'ai l'honneur, dans l'intérêt général, de recommander à votre sollicitude les découvertes en médecine comparée que j'ai soumises à votre département pendant les troubles révolutionnaires de 1848. J'expose dans ces travaux que toutes les maladies infectieuses et transmissibles par principe volatil dépendent *originellement de cryptogames introduits dans l'économie animale par les aliments.*

J'ai reconnu aussi que les affections désignées sous le nom impropre de *charbon* sont de deux sortes : l'une *cryptogamique*, liée à la cause commune, et l'autre *virulente* ou *géologique*, dépendant de la composition du sol qui nourrit les animaux.

L'illustre M. Dumas, ex-ministre de l'agriculture, qui, dans mes découvertes, pouvait voir de très-heureuses applications de ses savantes leçons, donna, suivant sa lettre du 30 novembre 1849, au jury de l'école vétérinaire de Toulouse, mission d'entrer en rapport avec moi et de l'éclairer sur l'importance de mes communications concernant les affections charbonneuses. « Vous n'aurez pas à approfondir » la valeur des principes de M. Plasse (écrivait le savant » ministre); vous me ferez savoir si ses propositions mé- » ritent de fixer l'attention de mon département, me réser- » vant les conditions des expériences qui pourraient être » ultérieurement ordonnées. »

En effet, ces expériences ne peuvent être faites dans une école vétérinaire, mais bien dans la campagne, dans les fermes où surgit le mal.

Appuyé sur ces instructions précises émanant d'un personnage si notable, je me rendis à Toulouse, où j'eus, pendant dix jours consécutifs, avec le jury de l'école, des conférences suivies, tant orales qu'expérimentales, dans les fermes des environs. Les séances commencèrent le 30 mars 1850 et elles furent terminées le 9 avril. Ces Messieurs, au lieu de répondre immédiatement à M. Dumas, ont, malgré mes instances réitérées, attendu plus de deux ans, pendant lesquels ils ont expérimenté; et, après une crise ministérielle, ils écrivirent dans ces termes :

« Les propositions de M. Plasse *méritent un sérieux examen;* » mais nous ne sommes pas convaincus de la valeur de ses » principes. »

M. Dumas, en homme fort compétent, n'exigea pas, dans sa prévoyance, la *conviction* des experts devant lesquels il me renvoyait ; aussi, sans ordonner d'expériences, il ne demande qu'une chose : il veut que le jury lui fasse connaître si mes principes méritent un sérieux examen. Quant à l'expérimentation, il s'en fait une réserve.

L'honorable savant, tant dévoué aux sciences, eût en effet été bien heureux de pouvoir, sur des bases solides, ordonner des mesures tendant à faire disparaître du long cercle des connaissances médicales un point très-obscur qui l'éclipse.

Le fait, à cette heure, serait à jamais accompli si le jury, dans cette mission, eût suivi une bonne et prompte direction, laquelle eût fait époque en glorifiant l'école. Il serait en effet aujourd'hui admis en principe que les affections connues sous la dénomination de charbon se divisent en deux ordres fort différents par leur nature, leurs causes et les moyens préservatifs, caractères non encore déterminés par la science : l'un *cryptogamique*, bien distinct, dû aux aliments altérés et porteurs de moisissures, affectant l'homme et les animaux domestiques ; l'autre *virulent* ou *géologique*, particulier aux animaux domestiques herbivores, dépendant exclusivement de fourrages bien réussis, sans moisissures, produits par certains terrains argileux privés de fumiers ou d'amendements.

Les affections dites charbonneuses étant ainsi dégagées d'un grand obstacle (1), parlons du charbon cryptogamique, dont l'étiologie et les moyens préservatifs sont soigneusement décrits dans mon ouvrage, où je démontre que, eu égard à sa nature, *ce fléau, loin de constituer un mal particulier, n'est rien qu'un symptôme*, *et souvent la fin funeste de*

(1) *Voir* à la fin de cette brochure les preuves relatives au *charbon géologique*.

la plupart des maladies épizootiques et épidémiques infectieuses transmissibles, et j'ai pu, en traitant tous ces maux de front, faire l'étude étiologique du *charbon cryptogamique*.

Je prévis bien le trop long silence des commissions; alors, loin de demeurer inactif, je me suis, fort de mon expérience, livré aux prédictions, afin de changer la prévention en étonnement, d'exciter l'attention et de convaincre.

Appuyé sur des principes désormais démontrés, j'ai pu, Monsieur le Ministre, annoncer à l'un de vos prédécesseurs, par ma lettre du 26 octobre 1852, les épizooties et les épidémies très-meurtrières qui ont si horriblement sévi pendant l'année 1853, à cause des mauvaises conditions dans lesquelles les pluies continues avaient mis la récolte de 1852.

Citons pour mémoire un extrait de l'*Estafette* du 26 février 1853 :

« On lit dans le *Moniteur des hôpitaux* : Nous subissons dans ce moment une épidémie de fièvres typhoïdes » très-intense, depuis quatre jours surtout; cette affection » prend des proportions très-grandes, et l'on n'a pas reçu, » pendant ces quatre jours, moins de 50 à 60 typhoïdes au » bureau central des hôpitaux. Le nombre des fièvres » typhoïdes qui se trouvent aujourd'hui dans les hôpitaux » réunis peut être évalué à 1,500.

» L'administration a été obligée, pour donner des lits à » ces malheureux, de prendre des mesures comme celles » qu'elle prit en 1849, c'est-à-dire de renvoyer dans les » familles, avec quelques secours, un certain nombre de » vieillards de la Salpêtrière et de Bicêtre, pour faire entrer » des malades ordinaires dans ces établissements. Si l'intensité de l'épidémie ne diminue pas d'ici à quelques jours, » ces mesures deviendront insuffisantes, et l'on sera sans

» doute obligé d'établir des ambulances, d'autant plus que » les fièvres typhoïdes étant fort longues, il suffit d'un » nombre restreint de malades pour amener l'encombre- » ment.

» Les enfants subissent, comme les adultes, l'influence » épidémique. L'hôpital des enfants ne contient pas moins » de 80 typhoïdes en ce moment; la maladie, fort heureuse- » ment, est médiocrement grave, et la moyenne habituelle » de la mortalité est à peine dépassée.

» Un petit garçon mort subitement de convulsions à côté » de sa mère causa une émeute qui faillit compromettre la » vie de cette femme, que la population accusait de vouloir » empoisonner son enfant. » On connaît le reste.

Lorsqu'une épidémie règne, elle peut prendre toutes les formes et attaquer les individus à tous les âges, quoique généralement elle surprenne ceux qui mangent le plus de pain, le moins de viande et d'épices, et qui ne boivent pas une quantité raisonnable de vin. En 1854 comme en 1853, le fléau a détruit beaucoup d'enfants, mais beaucoup plus de gens vigoureux et d'un âge moyen.

Des morts subites, des paralysies, des vertiges sont souvent pris pour des coups de sang, et au lieu de tonifier, on tue par des effusions sanguines.

Lorsque les principes que je soutiens seront admis, ce qui ne peut pas tarder, car l'évidence se fera jour, la médecine aura fait un pas immense et comblé une lacune incommensurable.

Mes prédictions s'étant, il faut l'avouer, malheureusement accomplies, j'ai dû me disposer à vous communiquer les nombreuses applications qu'elles ont fournies à ma pratique; mais, retenu par le désir de vaincre la prévention et de faire cesser le silence obstiné des sommités scientifiques auxquelles mes documents ont été soumis, je me suis décidé, avec le plus grand regret, à attendre l'avénement des malheurs que je prévoyais pour 1854, eu égard aux intempéries supportées par la récolte de 1853.

Deux années successives de récoltes avariées par de grandes pluies ne s'étaient point encore rencontrées dans les trente-deux ans pendant lesquels j'ai poursuivi sans relâche les causes des épizooties et des épidémies générales; elles ont donc été pour ma pratique d'une utilité inappréciable.

J'ai remarqué, pendant ces deux années de deuil et de ruine, de nombreux faits à l'appui de mes observations au sujet des maladies infectieuses et générales qui ont exercé leurs ravages en 1817, 25, 44 et 46, à la suite des pluies excessives de 1816, 24, 43 et 45. Alors, comme toujours, la gravité du mal a été en raison directe de la persévérance des intempéries supportées par les récoltes, compliquées par les magasins et les lieux humides, dont il n'est pas aisé de se préserver sans une grande surveillance, et dont les agioteurs usent trop souvent afin d'augmenter le poids de ces substances.

En remontant aux épizooties et aux épidémies mémorables des temps reculés, quand les moyens de conservation étaient moins perfectionnés, on observe qu'elles se rapprochaient de celles-ci et qu'elles avaient aussi été précédées par des années de grandes intempéries sur la végétation et sur la récolte des denrées alimentaires. Un médecin qui, suivant mes principes, aurait gouverné la clientèle d'un boulanger placé au milieu de l'épidémie citée par le *Moniteur des hôpi-*

taux, eût pu, par l'état de santé des pratiques de cet industriel, déjouer tous les systèmes et toutes les influences imaginaires de la médecine. Les quelques malades qu'il y eût signalé ne se seraient rencontrés que parmi ceux qui auraient stationné pendant un certain temps auprès des typhoïdes, et ils auraient servi à démontrer que ces maladies sont bien transmissibles, quoiqu'elles aient beaucoup moins de prise sur les individus soumis à mon genre de nourriture non cryptogamisée. S'il y a division à l'égard de la transmissibilité de ces maux, cela tient sans doute à ce que le virus s'épuise en traversant les individus sains, comme on l'a observé à l'égard de la rage.

Les preuves seraient plus complètes cependant en agissant dans un établissement isolé, où les individus sont groupés, quelle que soit d'ailleurs l'hygiène observée, comme une prison, un hospice, un régiment, une armée, un collége, une communauté, etc. (1), et dans des établissements d'animaux, comme bergeries, bouveries, porcheries, haras, la cavalerie, etc.; ce qui offre le grand avantage de pouvoir agir comparativement, puisque l'on pourrait, sur une portion, maintenir santé parfaite, et que sur l'autre l'on ferait naître à volonté les maladies infectieuses.

Jamais expériences si importantes n'ont été plus faciles, plus concluantes et moins onéreuses; les hommes qui,

(1) Chaque établissement important, chaque régiment, chaque vaisseau, etc., doit avoir son moulin à moudre les blés et son four. L'homme avec des farines fraîches et des conserves vivra dans tous lieux sans avoir à redouter les maux cruels qui aujourd'hui déciment si malheureusement les armées belligérantes.

sciemment, y mettraient des entraves, assumeraient sur leur tête une responsabilité immense.

Les animaux sur lesquels naîtrait la maladie seraient d'autant plus faciles à guérir que la cause serait mieux connue.

Toutes ces observations se rapportent en même temps aux hommes et aux animaux domestiques : en effet, les épidémies et les épizooties sont de même nature, elles règnent en même temps, parce que l'alimentation des uns et des autres subit en commun les mêmes avaries.

Les années de bonnes récoltes successives sont heureusement plus fréquentes que les mauvaises, et elles présentent en général un état sanitaire d'autant plus satisfaisant que l'année précédente a été plus sèche et les récoltes mieux réussies ; 1848, 49 et 50 en sont des exemples frappants. Il en sera de même de 1855, à cause de l'heureux effet de la sécheresse sur la récolte de 1854.

Ainsi, nous et les animaux domestiques, nous sommes chaque année sous l'influence indirecte de l'état atmosphérique de l'année précédente. Les *intempéries actuelles*, eu égard au genre de maladies qui nous occupent, n'agissent que comme *causes déterminantes*, soit en accélérant sur les denrées la végétation des moisissures, soit en faisant surgir le mal qui est à l'état d'incubation, en précipitant dans le sang le principe délétère par la perturbation des fonctions.

Ces observations, que j'ai suivies avec le plus grand soin, ont échappé aux savants et les ont même trompés jusqu'à ce jour en les détournant de la vraie voie, comme je le démontre dans mon ouvrage sur les causes et les moyens préservatifs des affections typhoïdes (p. 49).

Prévoir, dit-on, la santé par de bons aliments, et des maladies par les substances avariées, c'est n'offrir rien de nouveau à la science.

L'objection serait juste, s'il ne s'agissait pas *exclusivement de maladies infectieuses et transmissibles d'individu à individu*, qui sont impossibles sans cryptogames; là est toute la question : car remarquez bien, Monsieur le Ministre, que, par ma lettre du mois d'octobre 1852, je vous annonçais qu'on pouvait facilement prévenir les maux que je vous prédisais tout en consommant les denrées avariées telles qu'elles sortent au moment de la récolte des mains de l'agriculteur. Les maladies, dans ce cas, ne dépendent que de complications ultérieures causées sur les denrées par le développement de champignons microscopiques dont elles portent le germe, et qui se multiplient (comme il peut en surgir de nouveaux) par la disposition qu'ont les denrées avariées de favoriser la germination et le développement de ces myriades de végétaux animalisés (entozoës de Linné) par la moindre condition favorable, disposition qui s'accroît au fur et à mesure qu'on s'éloigne de la récolte, que le temps est plus humide constitutionnellement; que, par le voisinage des eaux et de toute autre condition d'humidité, les localités, les magasins sont dans un plus mauvais état; que les denrées voyagent le plus ou qu'elles changent plus souvent de mains.

Cette propriété pernicieuse des denrées avariées, comparativement aux effets de celles qui sont bonnes et sèches, dépend de leur texture plus large, de leur état moins substantiel, et de ce qu'elles contiennent plus d'eau de végétation; elles sont aussi plus ou moins ternies à la surface, et offrent des taches variées en couleur, composées en partie de cryptogames, néanmoins généralement insuffisants pour nuire. Les denrées alors doivent être traitées avec le plus grand soin partout où on les dépose; comme corps inertes, elles subissent les conséquences de l'état des lieux : là est toute la sécurité. Je suis heureux de pouvoir le répéter ici, Monsieur le Ministre, par votre intermédiaire, aux sociétés savantes, à l'académie des sciences, à celle de médecine, à la commission d'hygiène, aux écoles vétérinaires qui ont eu le plus grand tort de garder le silence sur cette affaire depuis 1848, perte de temps irréparable, au lieu de mettre aussitôt le sujet à l'étude.

Les cryptogames pouvant se multiplier d'autant plus qu'on s'éloigne davantage de la récolte, et ces végétaux étant ingérés graduellement et lentement de manière à décomposer peu à peu le sang, tel qu'on le remarque dans toutes les maladies infectieuses, où l'on trouve dans ce liquide moins de fibrine et beaucoup plus de globules que dans l'état naturel, il arrive souvent que, vu l'état d'incubation et d'autres raisons que nous avons fait connaître, les maladies sont plus fréquentes à la fin qu'au commencement de l'année, et quelquefois même une année peut chevaucher plus ou moins en avant sur une autre, comme on a pu le remarquer dans les années de bonnes récoltes précédées par une mauvaise. Cette particularité est très-remarquable cette année; d'un autre côté, le mal est d'autant plus rare et plus long à se déclarer que la récolte précédente a été plus sèche et mieux réussie.

Il faut une attention bien soutenue pour pouvoir apprécier ces faits, qui trompent d'autant plus que l'irrégularité dans la circulation commerciale des denrées, combinée avec les intempéries actuelles et une foule d'autres causes indirectes, dissimule l'étiologie et déroute complétement les observateurs.

Les recherches les plus fructueuses sont nécessairement celles qui sont faites à la campagne; l'on peut, en effet, y prendre le mal sur le fait, puisque les denrées se consomment dans le lieu même où elles ont été récoltées.

Pour se faire une idée de la persévérance qu'exigent ces observations, il serait bon de consulter, dans mon traité sur les épizooties et les épidémies, la carte de 24 communes et les tableaux comparatifs qui y sont annexés.

Les citations suivantes peuvent mettre en relief la détresse de la science touchant ces grandes questions, détresse qu'on n'avoue pas toujours dans les rapports particuliers.

On lit dans le *Compendium* de médecine, ouvrage nouveau :

« S'il existe en étiologie un sujet obscur, c'est bien certainement l'origine des maladies infectieuses et contagieuses. »

A la page 254 du septième volume du même ouvrage, on dit :

« On entend aujourd'hui placer dans les altérations du sang la cause de ces grandes modalités pathologiques qui se manifestent par des symptômes généraux. Cette heureuse direction imprimée à quelques travaux modernes promet *d'utiles découvertes*, et jettera sans doute une *vive lumière* sur les maladies générales. »

Ainsi, la médecine n'a pas encore pu reconnaître d'où provient cette altération du sang, et jusqu'à ce jour, *en dehors de mes principes*, personne n'a apporté et n'apportera des matériaux capables de jeter sur la question cette *vive lumière* tant désirée !

Trois membres de la commission d'hygiène exposèrent sans réplique à la Société centrale de médecine vétérinaire, séance du 30 octobre 1848 : « Quant aux causes de la morve, » nous affirmons, pour tenir le langage de la vérité, que » tout ce que l'on a dit à ce sujet repose sur des conjectures. » Tel est l'accent des auteurs consciencieux.

On écrit de Belfort (Haut-Rhin), à la date du 17 novembre 1854 : « L'espèce chevaline de quelques-unes des communes » des environs est attaquée d'une épizootie dont les causes » sont *ignorées*.

» Une vingtaine de chevaux auraient déjà succombé aux » suites d'affections cérébrales se traduisant par le vertige, » ce que les uns attribuent aux *fourrages*, les autres à » *l'avoine nouvelle*, qu'on conseille de distribuer avec ména- » gement. »

Les auteurs qui ont le plus approché de la vérité ont regardé ces maladies comme un empoisonnement.

Ainsi, le premier toxicologiste du monde, M. Orfila, dit (*Gazette des hôpitaux*) :

« Les fièvres intermittentes typhoïdes, les phlegmasies » éruptives contagieuses, les dyssenteries, la péripneumonie » puerpérale, le choléra, la diphthérite, sont des *maladies* » *spécifiques causées par un toxique* qui s'est développé » dans l'économie animale, ou qui a été introduit du dehors » par les voies respiratoires pour être ultérieurement mêlé » au sang. »

M. Orfila ne fait donc, lui aussi, qu'un seul et même

genre de toutes ces maladies ; il ne leur attribue également qu'une seule et même cause dont il désigne la nature ; c'est *un toxique*, dit-il, mais il en ignore l'espèce et la source.

En médecine comparée, on accuse presque généralement aujourd'hui, et avec une notable persévérance, les gaz qui s'échappent des décompositions organiques, et, en désespoir de cause, on fait intervenir des idées imaginaires : *le génie épidémique*, *les constitutions médicales*, enfants des temps reculés.

Les auteurs qui produisent comme *causes* les gaz putrides sont les plus nombreux ; tous néanmoins avouent ne pouvoir les saisir (ce qui serait fort difficile en effet dans les plaines, sur les montagnes, sur la mer, etc., etc..., où l'on ne peut en supposer et où surgissent tout de même ces terribles fléaux), et l'on admet que ces corps délétères passent dans l'économie animale par les voies respiratoires pour faire le mal.

Le savant physiologiste M. Magendie dit, à ce sujet, dans ses leçons à la Sorbonne (*Union médicale*) :

« On trouve la *cause* de ces maladies qu'autrefois, non » sans raison, l'on appelait *putrides*, dans l'introduction » au sein de la circulation de matières putrides, soit sous » forme de liquide, soit sous forme de vapeurs » (le *soit* trahit de l'incertitude) ; « les faits qui ont été rapportés » et ceux qui existent encore ne laissent *aucun doute* » à cet égard » (il ne faudrait pas affirmer après avoir hésité) ; « la respiration est la principale voie par laquelle ils s'in- » troduisent. »

Ce que dit ici M. Magendie est relatif à la transmission et non à l'étiologie ; et, à l'appui de son opinion, le digne observateur démontre la susceptibilité des voies respiratoires en citant l'action bien connue de l'acide prussique, du curare, du phosphore, sur cet appareil; il produit en faveur de ce mode de transmission les rapports du comité supérieur de médecine sanitaire, envoyé par la France en Orient contre la peste; les maladies qui se développent sur les bords des grands fleuves: le Gange, la Vera-Crux, la Nouvelle-Orléans; ce qui se passe dans les amphithéâtres de dissection, où les élèves contractent des fièvres graves en étudiant sur des cadavres en putréfaction.

M. Magendie étaye tous ces faits par des expériences; il a déterminé la mort en injectant une quantité minime de matière putride dans les veines et sous la peau de différents animaux. Ces expériences sont incontestables, mais tout cela prouve *justement* que les débris de cadavres affectés de maladies transmissibles peuvent communiquer le mal par les voies absorbantes et respiratoires d'individus affectés à d'autres qui ne le seraient pas; mais jamais ces phénomènes ne se produiront par des *débris putréfiés de sujets qui étaient sains avant la mort.*

Les médecins qui ont observé en Orient n'ont pas plus que ceux des amphithéâtres fait, au sujet de leurs observations, la part des cadavres sains et celle des cadavres pestiférés; du reste, je le répète, ceci touche à l'histoire de la transmission et ne prouve rien en faveur de la spontanéité de ces pernicieuses affections ni de leur origine.

Quant aux maux observés sur les bords des grands fleuves, il fallait tenir compte de l'état sanitaire des lieux et de la nourriture des habitants des environs; sans cela, les citations à ce sujet sont incomplètes, et partant sans valeur, comme celles de tant d'autres écrivains, entre lesquels

M. Anzelon, médecin à l'hôpital de Dieuze, relativement à des épizooties et des épidémies dont il attribue la cause aux exhalaisons des marais de la Seille (*Gazette des hôpitaux*).

M. Verhgen, dans son rapport à l'académie de Belgique du mémoire de M. Anzelon, se plaît à proclamer l'action directe des miasmes paludéens dans le développement du charbon sur des animaux frappés au pacage; et, adoptant sans réserve la théorie de l'auteur, il va jusqu'à citer comme cause de la mort des bestiaux qui périssent à l'étable par le même mal la pernicieuse influence de ces gaz sur les foins! Le rapporteur néanmoins étaye cette singulière idée étiologique d'un emprunt fait à l'ouvrage que j'ai publié en 1848 :

« Des cryptogames parasitaires, dit-il, attaquent les » plantes fourragères; dans le nombre se trouvent des *cham-* » *pignons vénéneux*, qui sont aussi aptes à faire naître des » affections charbonneuses que les miasmes et les eaux » marécageuses (1). »

M. Samson écrit à ce propos dans le journal des vétérinaires du Midi, 1854, n° 1 : « On s'étonnera de ne pas ren- » contrer à côté de cette assertion, que des faits justifient, » le nom de M. Plasse. Nous devons en passant signaler cette » lacune. »

(1) Ne perdons pas de vue que la constitution intime de tout être vivant est subordonnée à la nature du terrain qui produit les aliments dont il se nourrit; or les substances provenant des marais sont beaucoup moins favorables, sous ce rapport, que celles des pays secs, et elles se prêtent aussi mieux à l'envahissement et au développement des moisissures; donc, par ce double motif, il est rationnel de rencontrer dans les localités marécageuses, plus qu'ailleurs, les maladies indigènes et d'y voir plus particulièrement les affections vagabondes s'y arrêter et y exercer leur ravage. (*Note de l'auteur.*)

M. Magendie, pour exclure les *voies digestives de la causalité de ces affections*, fait impunément avaler à des chiens des matières putréfiées, sans expliquer encore si ces substances provenaient d'individus sains ou infectés, ce qui n'a pas néanmoins ici autant d'importance; il cite aussi des peuples qui se nourrissent de chairs putréfiées sans en être incommodés : ces faits sont vulgaires et dans l'ordre de la nature, voire les chiens, les loups et tous les animaux carnassiers. Il faut encore tenir compte de ce que les maladies infectieuses ne se transmettent pas toujours des hommes aux animaux, et même d'une espèce à l'autre. Nous savons aussi que les virus de sujets atteints d'affections charbonneuses, typhoïdes, etc., peuvent, comme la salive du chien enragé, être avalés impunément; personne ne nie que le suc gastrique ne détruise la putridité des principes délétères de ces restes infectés.

M. Magendie le prouve encore par des expériences très-ingénieuses; mais il n'ignore pas que le suc gastrique est impuissant contre la noix vomique, contre la morphine, contre l'émétique, contre les fritures de grands champignons nuisibles, etc. Si le fier protecteur de l'économie animale ne peut rien contre les effets mortels des grands champignons vénéneux, M. Magendie voudra bien me permettre de déclarer aussi son impuissance envers mes petits destructeurs clandestins des forces vitales par *les voies digestives*.

A côté de ces vérités incontestables, j'admets comme positif que le feu des fours n'a pas plus de pouvoir sur les petits cryptogames de la pâte que celui de la casserole n'en a sur ceux qui nous tuent.

Combien il est regrettable que ces parasites implantés

dans les farines ne soient pas visibles comme ceux que l'on remarque sur les fourrages ; il faut être expert pour les trouver à l'odeur ; cependant, à la surface des tas, on saisit quelquefois une teinte variée. L'enlacement des moisissures met souvent l'artisan dans l'obligation de décoller les farines prises à l'intérieur des saches, ou même de couper ces enveloppes afin de mettre en œuvre le minot massé, et j'ai le témoignage d'un grand nombre de personnes attestant qu'elles ont vu broyer et employer des farines réduites à un tel état par les moisissures. Il est certain que j'ai vu beaucoup d'altérations et pas de rebut.

On me reproche ce que MM. Orfila, Magendie et tant d'autres consacrent ; je suis, dit-on, exclusif en *causes*, et je rapproche un grand nombre de maux très-disparates en apparence : mais si un arrêt de transpiration suscite des affections inflammatoires fort variées, pourquoi un *toxique*, en s'insinuant dans la circulation, ne causerait-il pas des maladies changeant de formes suivant le lieu d'élection du pricipe morbide ? La *cause* que je proclame n'est-elle pas, dans tous les cas, plus complexe que les arrêts de transpiration, que les gaz méphitiques mêmes ? car les champignons varient infiniment en nombre, en genre, en espèces ayant des propriétés plus ou moins délétères ou bénignes, suivant les localités, les climats, les latitudes, etc., ce qui fait qu'on doit étudier chaque maladie infectieuse dans le pays où elle prend naissance : les fièvres typhoïdes bénignes sous les climats tempérés, le choléra dans l'Inde, la peste en Orient, la fièvre jaune en Amérique, le typhus contagieux des bêtes à cornes dans les steppes de la Russie, la péripneumonie épizootique en Allemagne.

Comme la maladie des pommes de terre, arrivée en France en 1845, venant du Nord, comme celle de la vigne, sortie des serres de la capitale, ces fléaux dépaysés prennent racine, ou périssent à l'instar d'une plante transportée sur un sol étranger; c'est donc à tort qu'on a dépensé en France plus de 60,000 francs pour y étudier la péripneumonie épizootique. Au fait, l'étiologie n'y a rien gagné.

Aussi, Monsieur le Ministre, je proclame hautement que toutes les maladies infectieuses des hommes et des animaux ont, comme celles des végétaux qui dévastent nos champs de pommes de terre, nos blés, nos vignes, etc., une *seule cause*. Jugez de l'immense portée de cette question que je suis prêt à éclaircir.

On s'étonne de me voir rapprocher, comme maladies de même nature, le crapaud, les eaux-aux-jambes, le farcin, la morve, etc.; mais, en examinant bien, ne voit-on pas que les ulcères de ces différents maux ont des caractères semblables? N'altèrent-ils pas l'économie animale de la même manière? Les uns et les autres ne se transmettent-ils pas par les mêmes moyens? Qu'on laisse les chevaux de l'armée ayant les membres dans leur fumier, comme cela se fait chez beaucoup de cultivateurs, il surgira des crapauds et des eaux-aux-jambes et moins de farcin et de morve; qu'on tienne les pieds bien secs, il se développera de la morve et du farcin et peu ou pas de crapauds et d'eaux-aux-jambes. Le principe morbide se fixe généralement par quelque cause déterminante là où il trouve et choisit une issue. En soumettant les chevaux de l'armée aux règles que je prescris, quelle que fût d'ailleurs l'hygiène en usage, il n'y aurait dans les régiments aucune de ces maladies hideuses, pas plus qu'il n'en existe chez les

Arabes et chez les cultivateurs dont je parle plus loin, et nos chevaux militaires ne devraient plus être assujettis aux soins minutieux qui les rendent si fragiles.

Si, dans les garnisons, les maladies ont diminué depuis quelques années, il faut l'attribuer à ce qu'on pallie la cause sans la détourner, par excès de précaution dans l'hygiène. Si l'on perd moins de chevaux que sous le premier empire, ces animaux sont en revanche beaucoup moins robustes, et ce résultat ne vaut pas l'autre.

On regrette, dit-on, de ne pas rencontrer dans mon ouvrage plus de détails scientifiques dans les rapports de cause à effet; je me garderai bien pourtant de soulever des discussions interminables; je pose un *fait* comme le fit Genner, Hervaye, Papin; je ne sors pas de là, et je suis tout prêt à expérimenter ouvertement des principes évidents pour moi. La science fera le reste, Monsieur le ministre; que les praticiens consciencieux, que les jeunes gens qui ne se trouvent point engagés dans la fausse voie et qui n'ont pas encore d'éditeurs se mettent à l'œuvre; il y a de beaux travaux à faire; une occasion solennelle de rendre des services signalés au pays se présente; qu'on fasse justice de ce vain amour-propre, toujours prêt à fouler aux pieds les intérêts les plus sacrés, afin de ramener tout au profit de la personne.

L'académie de Rouen ayant, en 1852, mis au concours *les moyens de remédier à la fâcheuse influence de la camaraderie sur les progrès des sciences, des arts et des lettres*, aucun concurrent n'a pleinement satisfait aux conditions exigées. C'est au gouvernement à se faire éclairer de manière à éviter les obstacles de la nature de ceux qui ont fait le martyre des Genner, des Hervaye, des Papin, etc. : les méthodes de

Jacquart et celle de Guénon seraient dans le néant, si les propositions de ces hommes inspirés avaient été jugées par des ouvriers tisseurs, par des marchands de vaches.

La vaccine protége des enfants; il s'agit ici de l'existence d'hommes mûrs, de pères de famille, de savants, de généraux, de prélats, dont la patrie est encore en deuil, détruits par une *cause* qui plane sur les empires, et qu'on peut paralyser.

Il faut ménager ses juges; soyez modeste, me dit-on. Je le serais certainement avec excès, s'il ne s'agissait que de ma personne ou d'un mécanisme nouveau; mais la question domine toute espèce de considération, et m'autorise à agir sans déguisement. J'ai assez souffert depuis dix ans que je vois claquemurer mes travaux parce qu'ils mettent à néant tous les ouvrages existant sur cette matière. Il est juste et urgent d'attaquer et de renverser les sentinelles qui veillent à la garde de productions consacrant des erreurs préjudiciables à la science et à la Société!!

Il est facile de deviner comment, dans l'état actuel des connaissances scientifiques, aucun écrivain n'a pu ni prévoir, et partant ni prévenir ces funestes maladies. Or, si je rappelle encore des prédictions que j'ai faites et qui se sont réalisées, il faudra bien convenir que je suis maître d'une question ignorée dont le monde entier est essentiellement intéressé à demander l'éclaircissement.

Je cite donc quelques-uns des nombreux faits que j'ai recueillis pendant les années malheureuses qui viennent de s'écouler.

Les sinistres de 1853 et 1854 étant connus (il y a eu plus de 200,000 morts prématurées), je ferai abstraction de tout ce qui a existé, ce qui est bien connu, de tout ce que j'ai vu sans l'avoir préalablement annoncé: ainsi j'ai, en 1852, prédit aux cultivateurs des communes de *Bessine*, *Coulon*, *Magné* et *Sanxais*, pour 1833, de nombreux avortements des femelles domestiques, et beaucoup de maladies typhoïdes sur les bêtes vassives ; or il est avéré que, dans la saison, il y a eu plus de mille avortements dans les communes citées et dans les environs ; qu'une grande quantité de bestiaux ont été malades, que d'autres sont morts, et que plusieurs familles, dans ces localités, ont été décimées et ruinées. Je prévoyais des avortements parce que j'ai remarqué que, lorsque la cause n'est pas très-intense, la maladie chez les bêtes pleines se porte sur le fœtus, qui enlève le mal et débarrasse la mère (1), tandis que les bêtes vassives, dépourvues de ce grand moyen d'élimination, subissent toutes les conséquences des principes délétères. Bien plus, j'ai concentré les faits : j'ai, en 1832, annoncé au sieur Prunier, fermier à St-Liguaire, au moment de la récolte, que, par le mauvais état de son foin et de sa grange, il éprouverait des pertes par les maladies ; ce malheureux a vu, à l'époque fixée, mourir dans ses étables quatre juments pleines, des bœufs, des mules et des moutons, tous bestiaux de haute valeur.

M. Gille, médecin à St-Liguaire, m'entretenait un jour de l'état de ses malades ; je le priai de se renseigner sur leur nourriture, en lui annonçant que les premiers d'entre eux devaient avoir vécu de minots pris à Niort, où il en était arrivé d'avariés et où l'on mourait dans toutes les classes de la société, au plus bel âge de la vie, bien que l'on fût du reste dans les meilleures conditions sanitaires. M. Gille, à la première entrevue, confirma la chose. Ce digne docteur a du

(1) Hippocrate cite beaucoup d'avortements pendant le règne des épidémies notables ; mais ce grand génie en ignorait la cause, comme il ignorait que les moisissures sont des champignons.

reste déclaré à ses confrères que je lui avais annoncé, dès la récolte de 1853, les épidémies graves qui, en 1854, ont si cruellement sévi dans nos contrées.

On s'est plaint fortement du *génie épidémique*, de la *constitution atmosphérique* qui, en 1853, fut très-humide ; en 1854, l'on s'en prit à la *sécheresse extrême* qu'il a fait. Ainsi, l'on voit toujours à travers l'imagination de l'immortel Hippocrate, qui vivait dans un temps où les sciences n'étaient que l'ombre de ce qu'elles sont aujourd'hui.

Cependant, entre autres adhésions que j'ai reçues de travailleurs consciencieux, je dois dire que :

Le docteur Barbette, président de la société de médecine de Niort (Deux-Sèvres), *adoptant mes idées touchant les causes des maladies infectieuses*, m'a dit que pendant le règne de plusieurs épidémies très-intenses il avait produit des améliorations notables sur l'état sanitaire de plusieurs familles de sa clientèle, qu'il avait souvent arrêté les progrès du mal, en prescrivant le changement d'une nourriture que, par ses investigations, il avait reconnue provenir de substances cryptogamisées.

La communauté des dames Méchain, située dans la partie basse de la ville, près de la rivière et des chamoiseries, vécut avec sécurité et sans maladies adynamiques, au milieu de l'épidémie qui frappa les habitants dans tous les quartiers, sans en excepter les vigoureux soldats du 7e lanciers, dont la caserne est sur le point le plus élevé de Niort. Ces dames font leur pain avec des farines fraîches provenant de blés conservés bien sains et broyés au fur et à mesure que le besoin l'exige (1).

(1) Nous ne mangeons dans mon intérieur que du pain préparé de cette manière, et nous défions ainsi les épidémies spontanément.

M. B., actuellement médecin en chef d'un des grands hôpitaux de France, m'écrivait qu'étant en Afrique il a attribué des diarrhées, la gangrène aux membres, à la face, et la mort, à des farines avariées dans les magasins par les brouillards de la mer.

Des faits comme ceux communiqués par M. Brée sont très-propres à accréditer mes accusations contre l'humidité de l'atmosphère, contre celle causée par le voisinage des marais, d'un étang, d'une rivière, etc., et à réhabiliter les effluves traditionnels.

M. Louis, vétérinaire départemental à Gondrecourt (Meuse), m'a écrit : « J'ai lu votre ouvrage, Monsieur Plasse, et je » m'empresse aussitôt de vous féliciter et de vous déclarer « qu'à vous seul revient l'insigne honneur d'avoir décou- » vert la cause des épizooties et des épidémies typhoïdes ; à » vous seul, Monsieur Plasse, le droit de revendiquer la » possession de ces immortelles innovations. »

Voici ce qu'un habile observateur, vétérinaire à Chef-Boutonne, arrondissement de Melle (D.-Sèv.), écrivit à M. l'abbé Picard, auteur de plusieurs bons ouvrages sur l'agriculture :

« Je dois, cher oncle, payer mon tribut d'éloges à M. Plasse pour ses admirables découvertes touchant les causes des épidémies et des épizooties. Je ne doute pas que le monde savant n'adopte irrévocablement les idées émises par mon honorable collègue de Niort, lorsque tout semble justifier ce qu'il a si généreusement publié.

» Je fais pour mon compte, chaque jour, une application heureuse des principes que j'ai puisés dans son livre, et j'éprouve aujourd'hui la satisfaction bien douce d'en proclamer hautement les bons résultats.

» Je me trouve admirablement posé pour étudier avec

fruit les effets pernicieux de l'ingestion des fourrages moisis dans l'économie animale.

» Les animaux de certaines communes, telles que *Loizé*, *Mandegand*, *Melleran*, *Gournay*, *etc.*, sont exclusivement nourris de foins artificiels provenant de terres calcaires excellentes ; ces fourrages sont enfermés à moitié secs dans des granges basses et obscures, et il s'ensuit que dans ces contrées presque toutes les juments poulinières sont affectées d'eaux-aux-jambes très-intenses, de crapauds, et quelques-unes de morve ; enfin, il y en a beaucoup d'atteintes de fièvres prenant des caractères d'adynamie et d'altération des liquides, etc.

» Comme je suis instruit à l'avance, mes investigations me font toujours découvrir la cause présumée à côté du mal, et l'application des remèdes devient ainsi plus certaine.

» J'ai pleinement vérifié la justesse des observations de M. Plasse, relatives aux nombreux avortements qui se produisent dans certaines années, sans *cause connue*, chez les juments poulinières de notre pays. La grange consultée m'a à chaque fois livré, sous la figure de champignons de diverses formes, l'ennemi invisible qu'en désespoir de cause, le paysan, avec son gros bon sens, appelle *sort*.

» Je cite entre mille un exemple éclatant des effets pernicieux produits par l'ingestion réitérée de fourrages moisis :

» M. Plantevigne, propriétaire à Chanteloup, me fit, l'année dernière, appeler pour voir en même temps une vache complétement tarie, une jument de selle atteinte tout à coup de symptômes graves de pousse (1), des mulets qui, sans

(1) La pousse qui est due à cette cause consiste dans l'hypertrophie du cœur ou des vésicules pulmonaires ; tandis que celle dépendant

paraître malades, perdaient leur énergie et leur gaîté, et une magnifique jument poulinière avortée la veille *sans cause connue*. L'examen des fourrages m'éclaira aussitôt sur la cause *unique* de tous ces déplorables accidents. M. Plantevigne m'avoua que, depuis un mois environ, il avait fait consommer dans sa maison à peu près deux milliers d'un foin tellement moisi, qu'on ne pouvait le remuer sans être menacé de suffocation. Mais ce qu'il y a de plus saisissant dans ce notable fait, c'est, à part l'avortement, la disparition immédiate et entière de tous ces maux par le changement du fourrage.

» Quant à sa méthode curative du crapaud, elle est désormais jugée. Nos contrées fournissent de nombreux cas de cette hideuse maladie, et mes efforts, dans l'application du traitement recommandé par M. Plasse, ont été constamment couronnés de succès.

» Je crois aussi devoir parler d'un fait curieux et pouvant venir en aide aux assertions avancées par M. Plasse touchant les causes du *charbon virulent*, qu'il distingue et définit si bien dans son ouvrage, et qu'il attribue aux effets d'un sol argileux non fumé ou amendé : les environs de Chef-Boutonne sont complétement calcaires, à l'exception de la commune d'Ardilleux (argileux), située à un kilomètre du bourg. Or, de mémoire d'homme, on ne se souvient pas d'un cas de charbon dans tout le canton, tandis que cette malheureuse commune offre chaque jour des mortalités causées par ce mal (1), si facile aujourd'hui à distinguer du

de marches forcées tient à la distension extrême des mêmes vésicules qui ne peuvent plus reprendre leur élasticité. (*Note de l'auteur.*)

(1) Cette observation de M. Poirault, si tranchée, est très-puissante de conviction.

charbon adynamique, grâce à certains renseignements donnés par M. Plasse.

» POIRAULT, méd.-vétér.

» Chef-Boutonne, le 4 novembre 1854. »

M. Sabarthes, de Bram (Aude), a communiqué au *Journal des vétérinaires du Midi* de janvier 1854 une note tendant à exalter l'emploi du sulfate de quinine dans le traitement de la fièvre charbonneuse. L'observateur reconnaît que, pour l'application du remède, il est urgent de diviser les affections charbonneuses en deux variétés distinctes, et il essaye, en dépit des grandes difficultés qu'il rencontre, d'établir cette distinction; mais ses détails ne sont qu'incomplets. M. Sabarthes ignorait sans doute ce que j'ai publié sur deux genres de charbon que je définis. La méthode curative de ces redoutables maux découle nécessairement de la connaissance de leur cause respective.

Il y a un fait qui est gros comme la Babel; on peut le vérifier en suivant les blés et les farines qui ont été introduits en France dans les années de disette de 1847 et 1854. On verra qu'à partir de nos ports, et particulièrement de celui de Marseille, où l'on a mis les grains en tas en-plein air, où des sacs de farines furent déposés dans des magasins insalubres, les maladies générales, à part les affections vagabondes exotiques, se rencontrent, sur leurs traces, particulièrement dans les grandes cités.

On ne voit pas d'épidémies indigènes dans les lieux où les hommes vivent principalement de pommes de terre, de châtaignes, de racines de manioc ou de toute autre nourriture fraîche dont on enlève préalablement une écorce protectrice. Dans le Limousin et l'Aveyron, contrées où cela se passe fréquemment, les cochons auxquels on abandonne les rebuts des châtaignes avec leur enveloppe périssent en grand nombre par le charbon, transmissible, attendu que ces débris, en partie ridés, offrent sous l'écorce beaucoup de champignons bleus.

Les noirs, avant leur émancipation, n'étaient point victimes de la fièvre jaune, et aujourd'hui, bien qu'acclimatés, ils la contractent comme les blancs, depuis qu'ils se nourrissent aussi de pain.

Les blés, dans le Var, ne sont point, comme dans presque tous les départements en France, déposés sous la latte; les magasins dans cette contrée sont au premier étage et bien plafonnés; les grains, avant d'être portés au moulin, sont lavés et séchés au soleil qui, le plus souvent, y est vif et pur, et cette précaution, consacrée par l'expérience, préserve les habitants des maladies infectieuses *indigènes*, et les fortifie contre la contagion des maux exotiques.

Chaque cité avait autrefois, en dehors de l'enceinte, sa *maladrerie*, ce qui s'explique par la fréquence des affections contagieuses; en effet, pendant les guerres civiles, on était obligé, par crainte de l'envahissement, de cacher les denrées alimentaires, et par suite celles-ci se trouvaient souvent dans de très-mauvaises conditions.

L'on ne connaît point les épizooties indigènes dans les pays où les animaux vivent exclusivement de pacages ou de fourrages exposés dehors en gros tas, moyen sûr de les conserver comme la paille que l'on a fort accréditée depuis que des commissions spéciales l'ont expérimentée comparativement au foin. Si, pour ces épreuves, la paille et le foin eussent été pris dans les mêmes conditions, il n'eût pas été possible d'accorder la supériorité à une plante morte sur pied et totalement dépourvue de graines farineuses.

Transportons-nous en Afrique, et nous y saisirons des faits bien importants. On lit dans le Recueil des rapports et mémoires des vétérinaires militaires, publié en 1855 par l'ordre de M. le ministre de la guerre :

« Le cheval de la tribu est rarement malade ; il traverse » toutes les phases de son existence, quelque pénibles qu'elles » soient, sans être affligé d'aucune des affections qui règnent » sur nos régiments. Ces chevaux, dont les maux ne sont » en général que des accidents, étant soumis à notre hy- » giène militaire, contractent des maladies qui leur eussent » été inconnues s'ils fussent restés dans leurs tribus, et » qui diffèrent peu de celles des chevaux français ; ils sont » aussi mieux portants en campagne qu'aux dépôts. »

Suivant le même ouvrage,

« En 1851, sur un effectif de 6,786 chevaux, il y eut » parmi les arabes 3,384 malades et 418 morts, et, parmi » les chevaux français, il y eut 5,188 malades et 331 morts, » auxquels il faut ajouter 924 réformés. »

Un tel état morbide n'est pas tenable.

Si je mets en parallèle les observations tirées de ma pratique, je trouve également qu'en France le cheval du paysan de la Camargue, celui des Landes, celui des marais de Rochefort et de St-Gervais, et tous ceux qui vivent de pacages et de foins conservés dehors en gros tas, sont rarement malades ; ils traversent toutes les phases de leur existence, quelque pénibles qu'elles soient (voire aussi les chevaux qui font le service particulier des cultivateurs, lesquels mangent du grain), sans être affligés d'aucune des affections qui règnent sur nos régiments ; leurs maladies ne sont que des accidents. Étant soumis à notre hygiène militaire, ils contractent des maux qui leur eussent été inconnus s'ils fussent restés chez les éleveurs.

Si l'on reconnaît que l'hygiène militaire est nuisible aux animaux qui passent sous son épreuve, on me donne raison ; il est vicieux. On doit donc aviser aux moyens de le reconstituer. On le vicie encore au lieu de le perfectionner ; et si les mortalités diminuent, c'est qu'on réforme beaucoup de bêtes et qu'on pallie le mal en exagérant l'hygiène, au détriment de l'énergie du cheval, dont l'organisation en demande d'un ordre dont on ne fait pas l'application. Ce précieux animal doit être traité comme un serviteur.

Quant aux *constitutions atmosphériques*, il est dit dans ce même travail administratif :

« De ce qui précède on pourrait conclure qu'on aurait » peut-être tort, en assignant les causes des maladies, d'ac» corder une trop grande part d'influence aux constitutions » médicales ; on *ne doit sans doute pas les rejeter d'une ma» nière absolue*, mais il est plus sage de s'abstenir que d'as» signer aux maladies des causes qui ne sont pas démon» trées par de bonnes observations. Il y a même des gar» nisons signalées comme ayant eu une *constitution froide » et humide*, ou *de brusques variations de température*, qui » n'ont pas présenté un seul cas de morve. »

Les *constitutions atmosphériques*, je l'ai déjà dit, n'agissent ici que comme causes déterminantes et trompent l'observateur. C'est pourquoi on y dit que les vétérinaires militaires varient d'opinions à cet égard.

Si enfin on n'a pas encore pu assigner de *causes positives* aux nombreuses et horribles maladies qui déciment l'espèce humaine et les bestiaux faisant sa richesse, c'est qu'apparamment elles sont bien cachées; or, les découvertes, dans aucun temps, ne furent faites par des commissions, par des associations. En discutant, l'on apprécie, l'on perfectionne, mais on n'invente pas. Les innovations les plus importantes sont le résultat des recherches opiniâtres de travailleurs isolés.

En Afrique, les mortalités, à part quelques faits que je signale ailleurs comme très-influents, doivent être attribuées aux aliments moisis, et particulièrement à ceux qui viennent de France et de l'étranger.

Les farines et les orges, en sortant des tonneaux ou des silos, n'ont pas de moisissures, faute d'air si utile à la végétation; elles sont néanmoins, suivant leur état d'humidité, très-disposées à se laisser, dès qu'elles paraissent à la lumière, envahir par les cryptogames source de maux considérables.

Quant à ce qui a rapport aux fourrages, les choses, dans le travail administratif, parlent d'elles-mêmes; car on y a noté comme les plus dangereux ceux de France, ainsi que les orges venant de la mer Noire; l'on n'explique point pourquoi, dans le même travail, on taxe d'*idée enracinée* la déclaration des Arabes attribuant aux fourrages nos mortalités.

On parle aussi de l'insuffisance de nos hangars, lorsque les chevaux des naturels couchent dehors, de même que cela se pratique en France dans quelques-uns des lieux que j'ai cités plus haut. Il y a sans doute un milieu à suivre pour tous les soins reconnus comme très-salutaires, qui seront quand même sans effets positifs, si, touchant la nourriture, l'on ne se conforme pas à mes préceptes ; car, s'en approcher obliquement comme on le fait tous les jours, c'est marcher sans guide dans un pays inconnu.

En 1838, le général Bernard, alors ministre de la guerre, m'ayant fait l'honneur de me recevoir dans son cabinet particulier, me dit, en présence d'un honorable député des Deux-Sèvres, qu'on attribuait la morve et le farcin à *l'agglomération des chevaux et au mauvais casernement.* Je répondis à cet illustre homme d'État qu'après s'être lassé à faire dans cette voie de vaines recherches, il faudrait décrire un long circuit pour se rapprocher de la véritable source. On a en effet, depuis cette époque, consacré des milliards à ne rien trouver de positif touchant l'origine de ces hideuses maladies, bien qu'on soit si près de la cause que je proclame, qu'en opérant un demi-tour, on se trouverait droit en face. Ce fléau a été fortement entravé dans sa marche dès qu'on a diminué l'importance des approvisionnements et classé les corps de cavalerie par numéro d'ordre, suivant les pertes plus ou moins grandes qu'ils éprouvent en chevaux (moyen fort adroit), et surtout depuis qu'on a définitivement posé les vétérinaires avec voix délibérative dans les conseils chargés de surveiller les magasins d'approvisionnements (heureuse idée gouvernementale).

Citons, touchant la morve, un fait très-caractéristique : le beau régiment du 3e de chasseurs, après avoir séjourné plusieurs années à Nevers, dont le casernement est réputé comme très-mauvais, et où néanmoins les pertes furent presque insensibles, vint en 1850 tenir garnison à Niort, où les écuries de la caserne, bâties suivant le nouveau modèle, sont des plus belles de France ; il y perdit, en grande partie par la morve, 155 chevaux en 21 mois, on doit aussi tenir compte des nombreuses réformes. Le 4er hussards, qui remplaça le 5e chasseurs, et qui ne compta que très-peu de sinistres dans les vieilles casernes de Nancy, éprouva dans celles de Niort des pertes de chevaux suivant les mêmes proportions que le 5e chasseurs, jusqu'à une époque que j'avais à l'avance déterminée.

J'ai vu les vétérinaires de plusieurs garnisons, et particulièrement l'honorable M. Auger, au 7e lanciers, renvoyer sans considération tous les fourrages qui n'avaient ni la couleur, ni l'odeur, ni la composition botanique voulue. J'ai vu ce vétérinaire distingué faire retirer minutieusement, avec une activité exceptionnelle, le mauvais parmi les choix, et faire sécouer et dessécher les cryptogames. S'il y a eu de la perte, il est arrivé du moins que, par cette judicieuse manutention, le chiffre des malades a été ramené au-dessous de celui des meilleures années de notre garnison, et presque au taux du civil, tandis qu'en 1853 et 1854 il devait y avoir plus de mortalités que dans nos plus mauvaises années.

Si les médecins se trouvaient posés de la même manière dans les manutentions des vivres, ils obtiendraient sans contredit des résultats d'une bien plus haute importance.

Pour me défendre de trop généraliser relativement aux maladies infectieuses, avis que j'ai reçu de savants distingués, j'ai démontré qu'en cette matière, à part le charbon virulent et la goutte chez les bœufs et les vaches, nous n'avons affaire qu'à un seul ordre de maux que j'appelle *cryptogamique*.

Faisons ici, Monsieur le Ministre, l'énumération des sociétés savantes auxquelles mes travaux ont été communiqués.

La Société centrale d'agriculture, après avoir pris connaissance de mes mémoires, a nommé une commission d'hommes très-compétents ; le *rapport*, suivant la gracieuse lettre que le secrétaire, le savant M. Payen, m'écrivit le 30 septembre 1849, *a été favorable ;* ce monument n'a pas vu le jour.

J'ai lu, le 9 octobre 1848, à l'Académie des sciences, un extrait des documents qui traitent de mes découvertes. Une commission fut immédiatement nommée, et, malgré mes instances, le rapport n'a pas encore paru.

La commission d'hygiène au ministère de la guerre, *à laquelle la question de la morve a été soumise*, a entretenu avec moi une correspondance administrative où mes préceptes relatifs à *la morve* se trouvent confondus avec ceux qui se rattachent au *charbon virulent*. Cet échange de lettres a cessé, parce que la commission croit être sur les traces de la cause de cette hideuse maladie ; mais elle s'abuse étrangement ; si elle s'en rapproche, elle ne s'en doute pas, bien qu'elle ait mis à l'œuvre tous les vétérinaires de l'armée, comme on peut s'en convaincre en consultant le recueil des rapports de ces laborieux praticiens, ouvrage que j'ai déjà cité et qui fut publié en 1853 avec l'approbation de M. le ministre de la guerre.

En 1849, j'ai soumis mes découvertes aux hommes notables du journal d'Alfort ; on me promit d'en faire une analyse et de les publier, afin de les mettre à l'étude en France ; mais il n'en a pas été plus parlé que de mon voyage à Toulouse, lequel fut un fait digne de fixer l'attention de la science médicale. Or, le journal d'Alfort ayant le monopole de la presse vétérinaire, les ouvrages dont cette feuille ne parle pas demeurent annihilés (1).

Je laisse apprécier les motifs d'un tel silence à l'égard d'une question si pressante.

J'avais, dès 1848, communiqué mes travaux à la société centrale de médecine vétérinaire, et, conformément à une supplique que j'adressai en même temps, cette société, qui approuvera, je l'espère, mes raisons que je ne puis décliner ici, ne fit point de rapport.

Ma qualité de médecin vétérinaire des épizooties dans les Deux-Sèvres m'a porté à m'adresser à votre département, Monsieur le Ministre ; mais, comme il s'agit de médecine comparée concernant l'homme, les bestiaux et les chevaux de l'armée, j'ose espérer que vous voudrez bien vous entretenir à cet égard avec Messieurs vos puissants collègues de la guerre et de l'intérieur. L'importance du sujet que je traite et les documents que je produis sont bien propres à accréditer ma demande ; je veux même encore y ajouter en rappelant que j'ai doté *gratis* la médecine vétérinaire du moyen de guérir radicalement le crapaud du pied du cheval, mal reconnu incurable. Aussi le journal de l'école d'Alfort publiait-il naguère, et cinq ans après le dépôt de mon manuscrit entre les mains du directeur : « Le crapaud du pied

(1) Je saisis l'occasion d'exprimer à l'honorable M. M....., professeur à cette école, avec lequel je n'ai eu que de flatteuses relations, toute ma gratitude pour les conseils qu'il s'est plu à me donner. « Pendant qu'on enfonce le coin par le gros bout, m'écrivait cet habile homme, d'autres le retournent, fendent la bûche et en emportent les morceaux. » Eh ! mon Dieu, je les leur abandonnerais volontiers, s'ils devaient au plus tôt servir au profit de l'humanité.

« du cheval a cessé d'être *l'opprobre de l'art*, grâce au « procédé auquel M. Plasse a attaché son nom. »

Seul en France, j'ai, en me suscitant des ennemis puissants qui, à cette heure, sont revenus sur mon compte, combattu à outrance l'ancien mode très-vicieux de remonter notre cavalerie ; et, peu après avoir été honoré à Niort de la visite du lieutenant général Létang, président du comité de cavalerie, qui, muni de deux de mes rapports sur cette matière pris dans mon dossier à la guerre, eut la bienveillance de m'adresser des félicitations sur la valeur de mes raisons, un nouveau système de remontes fut mis à l'étude dans le département même que j'habite, et, ce qui est sans précédent, avant la fin de l'année d'épreuves, on adopta mes idées en tous points. Il suffit, pour se convaincre de cette vérité, de rapprocher mes propositions de l'ordonnance ministérielle du regrettable maréchal de Saint-Arnaud concernant le nouveau mode de remontes, qui ne laisserait rien à désirer, si l'on admettait encore comme principe que les levées de chevaux seront, comme celles des hommes, faites une fois l'année et à une époque déterminée. Il n'y a pas de moyen plus sûr pour en finir avec l'agiotage et pour choisir avant le commerce les chevaux convenables à l'armée qui pourrait les instruire tous en même temps. L'expérience demontrera que j'ai encore raison ici.

Pour me résumer, Monsieur le Ministre, en offrant à mon pays les *moyens inconnus* de préserver les hommes et les bestiaux des *maladies infectieuses et transmissibles par principe volatil*, et *ceux* également *inconnus* relatifs au *charbon virulent* et à la *goutte* chez les grands ruminants domestiques, je ne sollicite l'approbation de personne ; je viens seulement vous prier de faire mettre ces questions à l'étude, de vous faire éclairer sur leur valeur, puis de les faire décider par la société centrale de médecine vétérinaire, à laquelle je vous supplie de soumettre mon ouvrage imprimé sur cette matière et les documents ci-joints, et de me mettre ainsi en rapport avec cette assemblée si compétente. Vous pourrez alors compter, Monsieur le Ministre, que la publicité de ce qui se passera à ce sujet dans le sein de cette association aura un salutaire retentissement dans l'Europe entière.

Ces faits, Monsieur le Ministre, suffiront, je pense, pour porter le gouvernement à se faire éclairer sur des questions si importantes; le monde entier lui en conservera une éternelle reconnaissance.

Agréez, Monsieur le Ministre, etc.

PLASSE.

MISSION A TOULOUSE.

A Messieurs le directeur et les professeurs, membres du jury de l'école vétérinaire de Toulouse.

MESSIEURS,

J'ai lu dans le *Journal des vétérinaires du Midi*, brochure mensuelle publiée par votre école, numéro de janvier 1852, page 42, l'exposé de vos délibérations sur les propositions que j'ai eu l'honneur de faire au gouvernement, et j'y ai vu avec une surprise mêlée de regrets que nous n'avons pas, vous et moi, compris de la même manière les instructions de M. Dumas, ministre de l'agriculture et du commerce, concernant mes découvertes sur *les causes et sur les moyens préservatifs des maladies charbonneuses*. Ainsi, dans l'intérêt d'une question si grave, mû par l'espérance de nous voir rapprochés pour combler cette immense lacune, je vais reproduire les instructions de monsieur le ministre avec mes observations en regard de votre travail.

Je vous invite, dans l'intérêt de la science, et pour plus de précision, eu égard au lecteur, d'insérer dans votre publication mes réponses en regard de votre rapport, et telles que je les établis ci-dessous, précédé de la lettre que monsieur le ministre de l'agriculture et du commerce m'a fait l'honneur de m'adresser.

Paris, le 30 novembre 1849.

MONSIEUR,

J'ai pris connaissance de la lettre que vous avez adressée à mon prédécesseur, le 22 septembre dernier, au sujet des expériences que vous désirez faire sur les moyens de prévenir les affections charbonneuses des animaux domestiques, et les pièces imprimées qui y étaient jointes.

Il résulterait de l'ensemble de ces documents qu'après avoir accepté, par votre lettre du 5 août dernier, la compétence du jury des professeurs de l'école vétérinaire de Toulouse pour apprécier votre découverte, vous l'avez ensuite déclinée, posant en principe : 1° que vos expériences ne pouvaient être faites et vérifiées que dans les champs, dans les fermes, dans les conditions enfin et dans les localités où se produisent plus généralement les affections charbonneuses; 2° qu'on ne pouvait se livrer avec fruit, dans une école vétérinaire, aux recherches étiologiques à faire sur les épizooties envisagées au point de vue de votre travail.

Sans avoir à contester ou à admettre en ce moment les deux assertions ci-dessus, je vous ferai observer, Monsieur, que, dans tous les cas, l'administration ne pourrait se décider à prêter son secours aux expériences que vous demandez, qu'autant qu'elle aurait des raisons de croire que votre découverte a droit à être au moins l'objet d'un sérieux examen; or, ce fait ne peut être établi que par l'appréciation préalable qui en serait faite par un jury composé de membres appartenant à la science vétérinaire, et je répète que ce jury n'aurait pas à juger définitivement le mérite de votre méthode, mais à examiner si elle a droit au concours de mon département pour les expériences qui tendraient à en établir l'utilité. Quant à ce concours, c'est à l'administration qu'il appartiendrait ensuite d'en fixer la portée et les limites.

C'est dans ce but que mon prédécesseur vous avait accordé l'autorisation de vous présenter devant le jury de l'école de Toulouse.

Je n'ai rien à changer à ces dispositions, et j'ai l'honneur de vous annoncer que je me réfère complétement à ce qui vous a été écrit à ce sujet.

Recevez, etc.

Le ministre, DUMAS.

Il n'est pas possible d'être plus clair; cependant on va voir par la publication suivante que l'école de Toulouse s'est crue autorisée à expérimenter.

Travail que le jury de l'école vétérinaire de Toulouse a publié dans son journal.	*Mes réponses, dont l'insertion a été refusée dans le journal de l'école de Toulouse.*
Dans le cours de l'année dernière, M. le ministre de l'agriculture a bien voulu charger le corps enseignant de l'école d'apprécier à leur juste valeur les découvertes annoncées par M. Plasse, de Niort, sur la nature et l'étio-	Suivant les termes de la lettre de M. le ministre, le jury de l'école de Toulouse n'était pas chargé d'apprécier à leur juste valeur les découvertes que j'ai proclamées; il n'avait qu'à examiner si mes propositions ont droit à

Travail de la commission.

logie des affections charbonneuses; les pertes considérables que, chaque année, ces maladies font supporter à l'agriculture disent assez l'importance d'un pareil sujet.

M. Plasse divise les maladies charbonneuses en deux genres : les unes sont gangréneuses, les autres sont virulentes. Les premières sont attribuées à des cryptogames mycroscopiques qui se forment sur les aliments, tandis que les autres reconnaîtraient pour cause les propriétés particulières qu'acquièrent les plantes fourragères en végétant sur des terrains essentiellement argileux.

Bien pénétré de sa découverte, et plein du désir de la mettre en lumière, M. Plasse s'est rendu à Toulouse; il a développé verbalement ses idées au sein de la commission, avec laquelle il a fait plusieurs excursions aux environs de la ville, afin de lui fournir des démonstrations pratiques.

L'examen des terrains ayant fait reconnaître que nulle part, autour de Toulouse, ils n'étaient essentiellement argileux, toute étude sur le charbon virulent est devenue par ce fait impossible.

Mes réponses.

être l'objet d'un sérieux examen, et si elles sont dignes d'obtenir le concours de son département.

Ce travail étant adressé au public, il est à regretter qu'il n'y soit pas dit un seul mot des moyens préservatifs que je produis; le jury eût par là certainement excité l'intérêt, car l'extinction du mal par l'application de prescriptions constitue la preuve des causes que j'énonce, et partant la solution définitive des questions respectives.

Je n'aurais pas entrepris mon voyage à Toulouse, si j'eusse pensé que le corps enseignant de l'école vétérinaire se fût autorisé à approfondir la question dans les conditions où il se trouve placé; n'avais-je pas en effet prévu qu'il serait arrêté à chaque pas, comme il s'en plaint déjà? Les erreurs consacrées sur ce côté de la science ont dû nécessairement l'égarer.

J'ai dû regretter que le jury n'ait pas pu envoyer avec moi un de ses membres dans l'Aveyron, le Cantal, le Puy-de-Dôme, la Nièvre, la Sologne, etc., où, en sortant de Toulouse, j'ai recueilli de nouveaux faits très-importants.

Travail de la commission.

Il ne restait plus qu'à rechercher si les maladies charbonneuses qui sévissent si fréquemment dans la Haute-Garonne ont bien le caractère que M. Plasse attribue au charbon gangréneux ; si elles sont déterminées par les altérations cryptogamiques des fourrages.

La démonstration sur la première question n'a pu être faite au point de vue anatomique, faute de sujets d'autopsie ; mais des analogies sous le rapport des symptômes ont pu être facilement saisies sur les malades que M. Viola, vétérinaire à Montgiscard, a mis à notre disposition avec un empressement digne de tous nos éloges. Quant à l'influence des cryptogames dans la production du charbon, elle est loin d'être bien démontrée. Voici en quelques mots les données favorables au contraire que les travaux de la commission ont fournies sur les idées de M. Plasse. Dans toutes les exploitations rurales qui ont été visitées et dans lesquelles le charbon régnait encore, ou desquelles il venait seulement de disparaître, des cryptogames ont été trouvés sur les fourrages.

Ces parasites ont été soumis à l'examen de M. le directeur du jardin des plantes,

Mes réponses.

Le jury devait penser, suivant l'esprit de ma correspondance avec M. le ministre, qu'entre les quatre murs d'une école on ne peut pas saisir une cause qui a toujours échappé à l'observateur dans les lieux mêmes où elle fait des ravages ; ces messieurs n'avaient positivement qu'une simple appréciation à faire.

Fallait-il donc oublier les faits très-frappants d'anatomie pathologique que vous avez vous-mêmes observés sur des bœufs appartenant à M. Bury de Castel, de Monrou ? ayant reconnu le charbon gangréneux, sur vos notes, vous m'avez invité à rechercher la cause de la mort, et, bien que sur les lieux il n'y eût que de bon foin qu'on nous montra comme nourriture habituelle des victimes, je soutins que ces animaux avaient vécu antérieurement avec des fourrages altérés et moisis, et mes assertions se confirmèrent entièrement en présence du régisseur du domaine.

Si, comme vous me l'avez fait espérer, vous fussiez venu chez M. Vigno, vétérinaire à Samatran (Gers), qui vous avait écrit à cet égard, vous auriez observé dans une foule d'exploitations rurales des faits non moins satisfaisants que chez M. Viola.

A l'appui de mes principes,

Travail de la commission.

qui a eu l'obligeance d'en déterminer l'espèce avec son habileté bien connue.

D'un autre côté, en compulsant les mémoires vétérinaires déposés dans les archives de la Haute-Garonne, que M. Soubiran a bien voulu mettre à notre disposition, nous avons pu nous convaincre que dans quelques-uns la moisissure des fourrages était signalée comme ayant joué un rôle dans la production du charbon qui a régné à diverses époques dans le département.

Ces faits, étayés des opinions de Ramasini, de Paulet, de Gilbert et de M. Delafond sur les épizooties en général, et particulièrement sur celles qui sont de nature charbonneuse, ont dû nécessairement nous amener à reconnaître que les idées étiologiques de M. Plasse doivent faire l'objet d'un sérieux examen.

En attendant que les circonstances nous fournissent

Mes réponses.

nous avons, M. Vigno et moi, en rapprochant nos observations, mis à nu cette vérité importante : que les épizooties, après de grandes submersions, n'ont pas lieu quand les denrées sont serrées bien sèches, tandis qu'elles deviennent graves quand les fourrages altérés sont serrés humides.

En effet, comme je l'ai signalé particulièrement aux pages 97 et 281 de mon livre sur les épizooties, les auteurs ont, à différentes époques, placé les moisissures au nombre des *causes générales* des affections charbonneuses; mais j'ai *seul*, jusqu'à ce jour, définitivement fixé la question, en annonçant qu'il n'y a que deux genres de charbon : l'un *gangréneux*, *uniquement dû aux moisissures*, et l'autre *virulent*, *causé exclusivement par les foins naturels bien conservés*, *provenant de certaines terres argileuses*; et nul autre n'a, comme moi, offert de prouver que la première de ces deux affections disparaîtra par les moyens que je donne pour empêcher les fourrages de se moisir, et qu'on s'affranchira de la seconde en amendant avec certains produits les prés des localités où elle naît.

Dans les conditions où se trouvent limitées ses expé-

Travail de la commission.	*Mes réponses.*
l'occasion de faire des observations sur l'étiologie du charbon, nous avons entrepris quelques expériences : des animaux ont été soumis pendant plusieurs mois à l'usage du foin moisi ; jusqu'ici cette alimentation n'a eu d'autre résultat que de provoquer le développement d'une gastro-entérite.	riences intempestives, le jury devait être entraîné dans une fausse direction. Ainsi, il cherche à faire développer le charbon gangréneux avec de bon foin qu'il fait moisir, tandis que ce sont les fourrages déjà altérés, puis moisis, qui font naître ce mal. La fameuse épizootie de 1825 était une gastro-entérite.
Empressons-nous, du reste, de reconnaître que ces essais sont loin d'être concluants ; car, quoique M. Plasse semble disposé à prêter à tous les cryptogames microscopiques sans exception les mêmes propriétés délétères, il est très-probable qu'ils jouissent de vertus très-différentes ; il se pourrait donc que nous n'eussions pas administré celui qui fait naître le charbon gangréneux. Compris dans ces trois grandes familles des améidinées, des uredinées et des licoperdacées, les cryptogames se composent d'un nombre considérable d'espèces à chacune desquelles la nature a sans doute donné des propriétés particulières.	Je n'ai point dit que tous les cryptogames ont la même propriété délétère, ni que le charbon gangréneux est dû à un champignon particulier; on peut s'en convaincre par la lecture de la page 67 de mon ouvrage que ces Messieurs avaient en main, où j'ai écrit : « Les cryptogames » venus dans les différentes » circonstances que nous » avons examinées ne sont pas » tous également pernicieux ; » certaines espèces sont » même *dépourvues de tout* » *principe malfaisant*, et ne » produisent ainsi aucun effet fâcheux. Ces exceptions » parmi les substances alimentaires *moisies* ont plus » d'une fois ébranlé mes » idées d'uniformité, et ont » nécessité de nombreuses » recherches pour la réhabilitation du principe qui attribue toutes les maladies » générales infectieuses aux » cryptogames. »
L'analogie est en faveur de cette supposition. Les champignons qui appartiennent à la même classe sont, on le sait, des poisons violents ou des aliments recherchés ; toutefois l'expérience	Il ne fallait pas oublier les

Travail de la commission.	*Mes réponses.*
seule doit nous éclairer à cet égard (1).	explications que j'ai données devant vous aux cultivateurs concernant les tiges de maïs qu'ils conservent pour l'hiver; celles qui moisissent en tas dehors sont bénignes généralement, tandis que celles qui moisissent en dedans sont très-dangereuses.
En résumé, la commission ne peut avoir d'opinion fondée sur la découverte de M. Plasse relativement au charbon *virulent;* il lui est même impossible de faire sur les lieux aucune étude, et ce n'est qu'à la suite de nombreuses recherches qu'elle pourra déterminer s'il existe réellement une espèce de cryptogame capable d'engendrer le charbon gangréneux.	Pourquoi céder à un tel obstacle? M. le ministre ne vous eût-il pas, sur une simple demande, autorisés à explorer quelques-unes des contrées que j'ai parcourues, et que je vous signale comme le théâtre permanent de ce mortel fléau? Le jury ne pouvait arriver à aucune conclusion quand il dénature mes principes. Je ne peux pas attribuer le charbon à un

champignon particulier, quand j'accuse en somme parmi les moisissures les cryptogames délétères; ensuite j'expose, p. 72 de mon ouvrage, que le charbon gangréneux n'est pas une maladie particulière, qu'il est symptomatique de différentes affections dites typhoïdes (cryptogamiques) plus ou moins rebelles; il constitue par lui-même l'état pathologique où le principe délétère frappe de mort les tissus sur lesquels il concentre ses ravages.

C'est au mois d'avril 1850 que je me suis présenté devant ces messieurs; or, M. le ministre n'a reçu de réponse que deux ans et demi après, postérieurement à la lettre suivante.

(1) L'expérience, soit dit en passant, est acquise sur ce point. (*Note de l'auteur.*)

Toulouse, le 21 août 1852.

MONSIEUR ET HONORÉ CONFRÈRE,

Je réponds un peu tard à la lettre que M. Castex m'a remise de votre part.

La faute en est d'abord aux occupations qui m'ont pris à peu près tout mon temps, mais elle est un peu aussi à l'état de la question, à laquelle nous eussions désiré donner une solution plus complète que celle qui seule nous a été possible.

Toutefois votre désir a été accompli. Vous attachez une trop haute importance à ce que la commission fît son rapport; vous en avez témoigné le désir dans des termes trop précis pour que la temporisation nous fût encore permise.

J'ai donc réuni les membres de la commission, et, connaissance prise de votre mémoire du 21 avril que je n'ai reçu que le 21 juin dernier, il a été décidé que le rapport serait fait et adressé sans retard au ministre.

Cette décision exécutée, la commission a rempli son mandat.

Je n'ajouterai pas qu'elle l'a fait avec zèle et conscience; vous avez pu, je l'espère, la connaître assez pour lui rendre toute justice à cet égard.

Veuillez agréer, etc.

Le Directeur,
PRINCE.

J'avais fait observer à M. le directeur qu'à mon départ il n'y avait plus d'expériences à faire, que la réponse du jury à M. le ministre devait ressortir de la comparaison des principes que j'avais exposés avec l'état actuel de la science.

J'ai, en parcourant un bon article que M. Lafosse, membre du jury, a publié dans le journal de l'école, lu avec intérêt le passage suivant :

« Les maladies les plus meurtrières, telles que la morve, la » péripneumonie, le charbon, sont précisément celles » dont on connaît le moins l'origine ; nous faisons un » appel à ceux de nos confrères qui voudront s'associer » à nous pour élever la vétérinaire à la hauteur du but » qu'elle se propose. Les recherches sur le diagnostic, l'ana» tomie pathologique, les effets des médicaments, seront » faites avec plus de facilité dans les écoles que partout ail» leurs ; mais, s'il existe dans certaines localités des enzooties » périodiques, leur étude doit être réservée aux vétérinaires » qui habitent ces contrées. »

Si les hommes chargés de diriger la science tenaient tous un langage analogue à celui de M. Lafosse, les bonnes observations des praticiens, redoutant surtout les *Damoclès*, ne resteraient point ignorées ; il en résulterait indubitablement de grands avantages pour le progrès, et l'académie de Rouen n'aurait pas eu de motifs pour établir le concours de 1852.

PLASSE.

Niort, le 5 février 1852.

VOYAGE

EN AUVERGNE, EN SOLOGNE ET DANS LA NIÈVRE.

Rapport à Messieurs les professeurs de l'école vétérinaire de Toulouse.

Messieurs,

J'ai cru devoir mettre sous vos yeux l'exposé du voyage que je viens de faire de Toulouse dans l'Aveyron, dans la Nièvre et dans la Sologne, afin de recueillir de nouveaux faits en faveur des principes que j'ai émis touchant les moyens préservatifs des deux genres de charbon dont je fais la distinction.

Les environs de Toulouse, si favorables, en général, au développement du charbon adynamique et gangréneux, et où ce mal cause de si grandes mortalités sur les bestiaux, n'ayant présenté à mes investigations aucune des conditions susceptibles de faire naitre le charbon virulent, j'ai dû explorer, sur une grande ligne facile à parcourir, quelques-unes des localités, si multipliées en France, au sein desquelles surgit habituellement cette funeste maladie.

Je fus donc obligé, pour trouver des terrains dans des conditions essentiellement argileuses, de sortir de cette vaste étendue de terre d'alluvion, déposée par les nombreux cours d'eau descendant des Pyrénées et fréquemment débordés, contrée naturellement très-substantielle et ayant pour base, dans des proportions convenables à la végétation, de l'argile, des carbonates calcaires et du sable. Je me décidai à explorer l'Auvergne; mais ayant communiqué, avant mon départ de

Toulouse, le but de mon voyage à M. Roche Lubin, de St-Affrique, auteur de nombreux écrits qu'il a publiés sur les affections charbonneuses, ce laborieux vétérinaire me prévint que sa clientèle se divisait naturellement en deux parties différentes : l'une argileuse, appelée Camares, est comprise entre St-Sarnin et St-Affrique, et l'autre, essentiellement calcaire, s'étendant de St-Afrique à Roquefort, à St-Rôme et au delà, appelée Larzac. Je résolus alors d'aller visiter ces localités, théâtre des observations de M. Roche Lubin qui, n'ayant pu, à son grand regret, m'accompagner dans cette excursion, eut l'attention toute bienveillante de me recommander aux bons offices de M. Canac, pharmacien de Saint-Sarnin, homme très-local, et qui, avec une obligeance extrême, me fit connaître les exploitations les plus maltraitées par les cruelles affections qui nous occupent.

A quelques lieues environ de la ville de St-Sarnin, je remarquai que le sol présente un aspect granitique; on y distingue çà et là des veines de silex blanc. Le granit, feuilleté dans quelques parties, est, en général, composé de gneiss tendant naturellement à se désagréger. A ces indices je reconnus le voisinage des terrains argileux que m'avait annoncés mon honorable confrère de St-Affrique.

M. Canac, avec lequel je m'étais mis en rapport, n'eut pas plutôt connu l'objet de mes recherches qu'il me désigna le Camares comme digne surtout d'être exploré sous le rapport des causes des maladies charbonneuses : L'argile, me dit-il, constitue la base du sol de cette contrée. Ce digne pharmacien m'avait particulièrement signalé comme très-exposés à ces maux les terrains plats des vallées où coulent les rivières qui traversent le pays et qui le submergent souvent;

j'avais aussi appris de M. Canac que la majeure partie des fourrages proviennent de prairies artificielles, et que, dans ces localités, il avait été fait, par les prescriptions de M. Roche Lubin, de nombreuses fumigations désinfectantes.

Tous ces renseignements me firent supposer l'existence de maladies contagieuses étrangères au *charbon virulent*, et comme j'étais sûr que ce mal ne peut, dans ces contrées, exister au delà de Saint-Affrique, où le sol est essentiellement calcaire, je ne voulus pas m'engager plus avant sans avoir des informations satisfaisantes à mon point de vue.

Je pressentis néanmoins qu'en partant sans avoir exploré les environs de St-Sarnin, je pouvais manquer le but de mon voyage dans l'Aveyron, et je me décidai à parcourir ce pays en m'appuyant sur les données que j'avais, lorsque, favorisé par un temps pluvieux qui durait depuis plusieurs jours, j'eus l'idée de profiter d'une foire qui se tenait à St-Sarnin, pour consulter les habitants des campagnes; mais j'obtins des renseignements plus sûrs de la terre que chacun avait apportée de sa localité par les roues des charrettes et les pieds des bestiaux.

A mon premier examen, je fus singulièrement frappé en remarquant que la plupart des roues de charrettes et des pieds de chevaux étaient empreints d'une belle couleur rose tendre, reflétant une légère teinte violette. Les autres offrirent la couleur ordinaire aux terrains argileux et au sol arable; et, afin de distinguer la nature de ces différentes espèces de terres, j'en recueillis plusieurs échantillons en m'informant des lieux d'où elles sortaient, et, les ayant soumises à l'action des réactifs, j'ai reconnu que celles dont la nuance était rose tendre, et qui provenaient exclusivement de plusieurs communes du pays de Camares, contenaient en effet de l'argile en grande proportion, mais qu'il s'y trouvait aussi des silicates, des carbonates mêlés en grande partie à du péroxyde de fer et un peu de manganèse.

Ces différents mélanges devant apporter de grandes modifications à l'action de l'argile sur la végétation des fourrages, je fus pleinement confirmé dans mes premières prévisions que le Camares ne peut pas produire de *charbon virulent*. Ce fait fit cesser toute incertitude à cet égard, et, en me reportant aux autres échantillons pour me fixer sur l'état des lieux que j'avais à parcourir, je me suis arrêté à ceux qui étaient composés de l'argile le plus pur.

J'avais en note que ces dernières terres provenaient de différentes communes du canton d'Alban (Tarn), situé sur la montagne qui domine la ville de St-Sarnin au sud; et les gens qui les avaient amenées, questionnés sur l'état sanitaire de leurs bestiaux, m'apprirent qu'il régnait dans cette contrée des maladies graves et très-meurtrières : l'une d'elles, appelée ramel, n'y sévit que depuis trois ans, tandis qu'une affection charbonneuse y exerce, de temps immémorial, des ravages considérables.

Tous ces renseignements étaient très-significatifs, et la seconde de ces deux maladies me parut identique avec le *charbon virulent*; je résolus donc de me diriger de ce côté, et M. Canac, pour qui l'existence de ces fléaux dans le canton d'Alban était déjà connue, me proposa de m'y accompagner. Il ne nous fallut, à cheval, pas moins de deux heures pour arriver au sommet de la montagne : là s'offrit à notre vue un vaste plateau couvert de bruyères, sans autres arbres forestiers que quelques hêtres.

Le sol, sous une mince couche de terre végétale mêlée à beaucoup d'argile, laisse de temps à autre apercevoir les couches granitiques dont j'ai parlé plus haut. En traversant ce pays, dont l'aridité me donna aussitôt une mauvaise opinion au point de vue de l'élève des bestiaux, nous abordâmes de temps à autre des dépressions de terrain qui nous menaient à des prairies naturelles disposées en pentes plus ou moins rapides, plus ou moins accidentées, où s'égouttent les pluies et d'où surgissent des sources dont les eaux, retenues et dirigées avec intelligence, fertilisent le sol. Ces prairies, dominées par des villages et généralement flanquées de terre arable, représentent autant d'oasis au milieu d'un désert. Le nombre des habitants et des bestiaux est subordonné à leur importance.

Nous visitâmes Montredon, Fanel, Pinmège, Parédon, Saint-Étienne, Kérat, Artigal, Ronquette, la Cavalerie, le Romadon, Montfront et la Roque. En abordant ces villages, mon attention se portait naturellement sur les prés, et je vis que le sol et le sous-sol sont partout généralement argileux. Au premier aspect je sus à quoi m'en tenir, car il suffit qu'un observateur soit un peu exercé à comparer ces sortes de prairies à celles de toute autre nature, pour qu'il ne puisse pas se tromper sur leur compte. Alors, à la mi-avril, les plantes y étaient languissantes; les unes vertes, les autres étiolées et mélangées dans diverses proportions, ou isolées par surfaces variées dans leur étendue, présentaient des bigarrures dont la complication était subordonnée à la pente, à la composition du terrain, au nombre des sources et à la répartition irrégulière de l'humidité. La végétation y est toujours faible, même dans les plantes les plus vertes : du reste, cela se conçoit, car, avant les chaleurs, ces prés ne reçoivent qu'un faible secours des eaux limpides et privées de substances fertilisantes, provenant de sources dont la crudité et la température froide sont d'autant plus tranchées que les lieux où elles naissent sont plus élevés.

Un temps chaud, calme et humide, peut seul y stimuler la végétation et y mettre les plantes dans des conditions propres à recevoir de l'atmosphère les éléments nécessaires à leur prospérité, et capables de combattre le principe de quelques-unes des substances nuisibles qu'elles empruntent au sol de cette nature de prairies. Il est certain que ces conditions de chaleur et d'humidité ont des résultats constants qui m'expliquent pourquoi le développement de ces maladies varie avec l'état atmosphérique des années là où l'homme soumet ces prés à des coupes réglées sans engrais ni aucun amendement. La physiologie végétale et la chimie pourront venir à l'appui de l'expérience.

Le parcours, dans les temps ordinaires, peut remédier à l'influence fâcheuse de ces terrains, lorsque les bestiaux y restent nuit et jour, si l'on ne détruit pas par la faux, chaque année, le bienfait de ce que les animaux y déposent en sus de ce qu'ils y prennent.

Sans engrais, les fourrages des prés de cette nature ont des caractères particuliers faciles à reconnaître ; ils sont essentiellement composés de graminées dont les tiges ont très-peu de développement. A l'abord des magasins à fourrages, l'on sent une odeur forte, irritante, et une saveur âcre, sans principe sucré. Tous leurs autres caractères physiques se rapportent du reste à l'état languissant des plantes qui les constituent, et le praticien exercé saura toujours très-bien les distinguer.

Ces prés froids, et par conséquent tardifs, ne fournissent pas de regains, si ce n'est dans les vallées profondes, exposées au midi, ou dans celles sur lesquelles on fait arriver les égouts des villages. Les caractères des regains sont les mêmes que ceux des foins, mais les tiges des premiers sont plus flexibles et moins substantielles.

Les habitants de ces localités du canton d'Alban s'accordèrent tous pour nous dire qu'il y périt habituellement un nombre considérable de bestiaux ; et comme depuis trois ans il y existe deux genres de maladies meurtrières, faute de vétérinaire local, j'ai questionné ces gens pour savoir s'ils les distinguaient bien l'une de l'autre, et comme je n'ai pu obtenir de résultats satisfaisants, quant aux renseignements, sur les symptômes intérieurs, je n'ai attaché d'importance qu'à ceux qui concernent les symptômes extérieurs, que je produis ici comparativement.

Maladie charbonneuse.	*Péripneumonie gangreneuse dite maladie du ramel.*
Sévissant de temps immémorial dans le canton d'Alban (Tarn).	Connue dans ce pays depuis trois ans seulement.
Symptômes rapides; la rumination et l'appétit sont instantanément suspendus pour reprendre et se soutenir souvent jusqu'aux approches d'une mort prompte, qui arrive en peu d'heures ou de jours.	Symptômes lents au *summun* de la maladie; la rumination et l'appétit sont très-réduits, puis suspendus jusqu'à la mort, qui survient après 15 jours ou un mois de maladie.
Tremblements partiels ; l'agitation des flancs se ma-	Agitation des flancs continuelle et augmentant de jour

nifeste par des accès dont le second est souvent le précurseur d'une fin funeste ; pas de toux.	en jour ; toux, rare d'abord, va toujours en se compliquant.
Le poil ne change pas ; la mort frappe de préférence les animaux les plus gras et les plus jeunes, surtout dans les années chaudes, quand les fourrages sont très-secs et bien réussis.	Poil piqué ; l'amaigrissement va en croissant et la peau se colle aux côtes ; écoulement liquide par les narines ; œdème sous le ventre.
Le mal n'est pas contagieux.	Le mal est contagieux.

Les habitants de ces contrées ont éprouvé par le charbon des pertes incalculables, et, pour en donner une idée, il me suffira de citer à peu près celles qu'ont essuyées depuis vingt ans les cultivateurs du village de Montredon, commune de Massuye :

Rouquier Jean a perdu, par trois ou quatre à la fois, dans les années les plus sèches, vingt vaches et autant de veaux;

Rouquier François a fait aussi par la même maladie de grandes pertes en vaches et en moutons;

Rouquier Antoine s'est vu enlever de la sorte deux chevaux, dix vaches, six veaux et cent vingt moutons;

Azaïs a perdu trente vaches, deux juments et beaucoup de moutons;

Champezac, de Fanel, a perdu vingt-cinq pièces de bétail;

Comber a éprouvé une perte de vingt-cinq vaches et de cent vingt moutons.

Neu Félix, qui de tous ces cultivateurs est celui qui a éprouvé les pertes les plus nombreuses, n'a pu m'en préciser la quantité ; ses prés sont néanmoins identiques avec ceux des autres habitants ; seulement il en a une trop grande étendue comparativement au nombre de ses bestiaux. Ce fait est une cause puissante; cependant des conditions différentes dans la récolte et dans la distribution peuvent apporter de grandes modifications sur les résultats.

La veuve Benezet, de Montfront, dernier village que nous ayons visité, a perdu depuis 1829 une trentaine de vaches; l'année dernière, dix lui ont été enlevées dans les mois d'août et de septembre.

Les prairies de ce lieu sont inclinées au nord, et tous les habitants ont éprouvé de nombreux sinistres. On y sait très-bien distinguer les mortalités occasionnées par le charbon de celles causées par le ramel, pléro-pneumonie épizootique, cette dernière maladie fera le sujet d'un traité à part; mais ce que je veux constater ici, c'est que l'affection charbonneuse qui décime les bestiaux du canton d'Alban n'est rien autre chose que le *charbon virulent*, que tous ces gens distinguent bien pour l'ancienne maladie de la localité, maladie très-différente de celle qui règne dans les environs de Toulouse.

Nous verrons, en poursuivant ce voyage, que la première de ces deux affections est, en général, le propre des prés argileux plastiques, qui ne reçoivent aucunes substances fertilisantes, tandis que l'autre est fréquente sur les alluvions qui sont le plus exposées à être submergées.

Ces deux maladies, si différentes dans leurs natures et dans leurs causes, une fois bien déterminées, eu égard aux localités où elles sévissent, il m'est très-facile d'indiquer les moyens infaillibles de les faire disparaître des lieux où elles sont installées, et les procédés suivants que je prescris se recommandent par les améliorations qu'ils présentent concernant les prairies, les récoltes et la conservation des fourrages; ils sont du reste le résultat de l'expérience.

Ainsi, dans le canton d'Alban (Tarn), patrie du charbon virulent, on fera disparaître la cause du mal en améliorant les prés par des fumiers et des urines prises sous les bestiaux, ou au moyen de terres végétales substantielles et de terrains calcaires secondés par des détritus de végétaux. Les bruyères de la montagne, réduites en terreau par le temps dans des fosses humides, rempliraient exactement le but.

Le parcours dans toutes les saisons, si utile là où il est possible, ne peut pas être suivi dans le canton d'Alban, parce que les habitants, pour se procurer des fourrages, n'ont pas d'autre nature de prés que ceux dont je viens de donner la description, prés qui sont d'une fertilité trop bornée pour fournir l'un et l'autre.

Désireux, dans l'intérêt de la science, de prolonger mon voyage afin de rechercher différentes contrées susceptibles d'engendrer le charbon virulent, j'ai continué ma route sur St-Affrique pour gagner l'Auvergne, la Nièvre et la Sologne, après avoir toutefois observé sur les lieux le Camares, le Larzac, et la cryptogamie des caves de Roquefort, si célèbre par le goût recherché des fromages que l'on fait moisir dans les antres des roches calcaires qui dominent le village de cette localité.

Le Camares est la partie la plus importante et la plus productive de l'arrondissement de St-Affrique; ce pays, situé entre deux rivières, la Sorgue et la Rance, est traversé au centre par une troisième plus forte, plus étendue que les premières, et appelée le Dourdon. Ces cours d'eau suivent la même direction; ils coulent du sud-est au nord-ouest, et vont se jeter dans le Tarn. Le Dourdon néanmoins, ne se décharge à Bronquiers qu'après avoir été, au-dessus de Vabres, grossi des eaux de la Sorgue.

Les montagnes, dans cette contrée, sont fort élevées vers les limites du département de l'Hérault, où ces trois rivières prennent leurs sources, et la composition géologique en est très-variée : ainsi, celles d'où proviennent les ruisseaux qui se jettent dans la Sorgue sont de nature calcaire ; celles qui fournissent des eaux au Dourdon sont argilo-siliceuses, et la Rance est alimentée par des eaux provenant de terres schisteuses; mais les monts composés d'une roche rouge, argilo-ferrugineux et micacés, y paraissent en plus grand nombre ; ils se montrent très-sensibles aux intempéries, et la plupart, pour cette raison, sont déchiquetés et affaissés sur eux-mêmes.

Les ruisseaux multipliés qui en découlent, colorés par des débris semblables à ceux de ces roches rouges qu'ils charrient, rougissent de leurs eaux les rivières qui les reçoivent et les terrains qu'ils submergent. Le Dourdon, où ils se rendent en plus grande quantité, suffit, dans les grandes crues, pour donner au Tarn une couleur rouge. Il était important de connaître la nature de ces quatre ordres de montagnes, afin de me rendre compte de la composition des vallées à différentes hauteurs, et de pouvoir, par suite, apprécier leur salubrité. Les terrains des vallées et des plateaux supérieurs fournissent tous, dans ces lieux, des substances alimentaires très-salutaires aux bestiaux, et les maladies charbonneuses n'y sévissent presque jamais.

Quant aux parties basses, il n'en est pas ainsi, bien qu'en les parcourant j'aie reconnu, comme je l'avais préjugé, que le charbon virulent ne peut régner sur cette terre où cependant domine l'argile.

Le charbon gangréneux, en revanche, y exerce continuellement ses ravages, et le mal est d'autant plus notable que les vallées où il existe sont plus éloignées de l'origine des cours d'eau.

Toutes les circonstances que j'ai signalées dans les environs de Toulouse comme favorables au développement des champignons microscopiques se présentent à l'envi aux yeux de l'observateur dans cette remarquable contrée ; de plus, l'humidité est retenue longtemps aux pieds des cultures par la propriété absorbante que possède au suprême degré la pierre rouge, dont les débris se trouvent mêlés au sol dans une grande proportion.

Les habitations, les magasins d'approvisionnements, généralement mal aérés, sont, dans le Camares, la plupart voûtés. Il y en a même beaucoup d'adossés à des terriers ; et si l'on considère en outre que les moellons et les mortiers des maisons sont également, par leur nature, propres à entretenir l'humidité, on pourra aisément se rendre compte de l'insalubrité du pays au point de vue de moisissures par lesquelles les fourrages sont partout si malheureusement envahis, et expliquer pourquoi le charbon s'y montre si violent et si contagieux.

C'est dans des années pluvieuses, à la suite de submersions prolongées, qu'il périt le plus de bestiaux par le charbon : certaines contrées ont perdu beaucoup de moutons. Ainsi, je ne suis pas surpris de voir M. Roche Lubin porter à 12,000 le nombre des victimes que cette cruelle maladie a enlevées dans l'espace de seize ans. Les habitants praticiens de ce pays, tout en convenant que les fourrages moisis peuvent, dans ces contrées où ils sont très-fréquents, occasionner le charbon, m'ont objecté l'impuissance de cette cause à l'égard de l'espèce porcine, si impitoyablement frappée par ce mal.

Mais je leur ai fait observer que là les cochons sont de tous les animaux ceux qui se trouvent le plus en butte aux coups redoutables de la cryptogamie; car les châtaignes y étant récoltées en grande abondance, on en fait un commerce étendu, et l'on destine presque toujours à la nourriture des porcs tous les rebuts qui, pour cet effet, sont souvent gardés dans des lieux obscurs et humides. Or, si les premiers choix ne contiennent pas de moisissures, les moins mûres, en se contractant sous leur enveloppe, laissent entre l'amande et l'écorce des interstices où naissent des cryptogames bleus, qui, croissant dans l'ombre, sont pour cette raison très-vénéneux.

Les sons et les farines avariés, les morceaux de pains moisis, et en un mot tous les comestibles de rebut, de quelque nature qu'ils soient, sont là aussi destinés aux cochons : on n'a jamais pensé à admettre dans le monde vétérinaire, comme on semble le croire vulgairement, que ces bêtes ont l'économie animale moins susceptible que celle des autres; ne soyons donc pas surpris des nombreuses maladies qui les affectent.

Les cultivateurs de ce pays s'accordent du reste tous sur les symptômes, la malignité et les caractères contagieux de l'affection charbonneuse qui décime leurs bestiaux, et, sans m'arrêter à leur opinion, je produirai ici celle de MM. Desmases et Roche Lubin, vétérinaires de cet endroit, que j'ai eu l'honneur de consulter.

Ces deux praticiens sont d'accord sur les symptômes, sur la marche et sur les lésions cadavériques de la maladie; or, pour démontrer que dans le Camares il ne règne qu'un seul charbon, et que cette espèce se rapporte exactement au charbon adynamique, je n'aurai qu'à produire les détails donnés par ces messieurs.

Poils hérissés; spasmes nerveux, rumination; frissons généraux, pouls petit, vite, puis insensible; muqueuses violettes, pétéchiées; écoulement visqueux par les narines, éjections de matières alvines sanguinolentes; avortements, convulsions et mort; odeur cadavéreuse et infecte.

Autopsie. — Infiltration livide du tissu cellulaire; ganglions engorgés; péritoine et épiplon tachetés de noir; vaisseaux gorgés de sang noir très-fluide.

Causes. — Les observateurs de Saint-Affrique en citent un grand nombre, parmi lesquelles ils signalent les fourrages rouillés, moisis, poudreux, etc. Enfin M. Roche Lubin, en particulier, étant frappé de l'uniformité qu'il remarque dans les caractères de ces maladies charbonneuses, les comprend toutes dans une seule et même famille qu'il désigne sous le nom unique de typhoémie qui se rapporte à notre cryptogamie. Il n'y a rien du reste qui ressemble à notre *charbon virulent*.

Je n'insisterai point sur un fait qui n'offre pas de doute; la clientèle de M. Roche Lubin ne présente que des cas de charbon gangréneux, et, pour en préserver leur pays, les habitants n'auront qu'à suivre les prescriptions que j'ai recommandées pour le charbon adynamique. Elles consistent à entasser les fourrages, d'abord bien secs, de manière à ce qu'ils n'offrent point d'interstices, et à les isoler avec beaucoup de soin, afin de les garantir, dans les parties libres, de l'humidité extrême du sol et de celle des murailles. On supprimera les châtaignes moisies, ou on les lavera avec soin après les avoir dégagées de leur enveloppe.

Le territoire de Larzac étant essentiellement calcaire et très-maigre, est pour cette raison sain, tant sous le rapport du sol produisant des plantes d'un tissu très-serré, que sous celui des matériaux employés aux constructions.

Les cas de charbon ne s'y doivent présenter que rarement, et c'est l'avis des deux praticiens dont j'ai parlé plus haut; mais il ne faut pas perdre de vue que, quelles que soient les habitations, il serait extraordinaire que, sans de grandes précautions, elles se trouvassent en tout temps garanties contre l'envahissement des dangereux parasites qui causent le mal; ensuite les fourrages peuvent être plus ou moins altérés sur pied ou pendant la récolte.

Ainsi, pour faire disparaître le charbon adynamique qui sévit sur les bestiaux du Camares et des environs de Toulouse, et sur ceux des vallées des cours d'eau descendants des Pyrénées, on devra observer sur ces terrains substantiels une marche toute contraire à celle que je recommande plus haut pour les terrains argileux. On fumera donc peu, et l'on fera autant que possible encaisser les ruisseaux de manière à éviter les submersions : cette condition n'est pas indispensable, mais il faut bien savoir que tout ce qui tendra à augmenter l'humidité et la fertilité du sol dans ces contrées provoquera pendant la végétation le développement de champignons microscopiques qui s'installent en parasites au pied ou sur le collet de la racine, ou dans l'organisation même des végétaux.

Les plantes elles-mêmes, par le surcroît de végétation, acquièrent dans leur fibre un excès de développement qui les dispose à l'humidité, et par suite à l'envahissement de ces dangereux végétaux.

Dans les lieux d'approvisionnement, en tous cas, il faudra redoubler de précautions dans le mode de conservation des fourrages, qui devront être serrés bien secs et isolés des murs, et toujours tassés de manière à éviter les moisissures; car remarquons bien que, dans certaines années, les foins les plus avariés à la suite de submersions n'occasionnent pas de maladies charbonneuses; cela tient à ce que ces fourrages, quoique altérés et avariés, seraient serrés très-secs et par un beau temps. On sait du reste qu'il y a des cryptogames très-innocents, et qu'il y en a d'autres qui, se développant en plein air, sont généralement inoffensifs et nourrissants.

On ne doit pas surtout perdre de vue qu'il existe des sujets dont le tempérament lutte avec énergie contre ces différents genres d'intoxication, et souvent la nature elle-même se débarrasse de ces corps étrangers; de sorte que chez la plupart il faut une intempérie, une cause perturbatrice quelconque, pour susciter le trouble dans les fonctions et déterminer le développement du mal.

D'après ces observations qui m'ont été fournies par de nombreux faits recueillis en Poitou sur une large échelle, les épreuves doivent être faites comparativement sur un grand nombre de sujets, et l'on doit se tenir en garde contre les particularités que je viens de signaler ici, et contre tant d'autres qui se trouvent consignées dans mon ouvrage.

Dans le trajet de Saint-Affrique à l'Auvergne, je n'ai rencontré des terrains argileux avec des conditions favorables au *charbon virulent* qu'en arrivant à Saint-Flour (Cantal); je dus donc m'arrêter à cette ville, pour y prendre, près d'un vétérinaire local, des renseignements relatifs aux maladies qui règnent habituellement sur les bestiaux de ces environs.

On m'adressa à M. Felger, vétérinaire recommandable et observateur intelligent, qui me reçut avec une franche cordialité.

Dès que ce digne confrère connut le but de mon voyage, il mit la plus grande attention à m'exposer l'histoire et les symptômes des affections charbonneuses qu'il a observées depuis quarante ans dans sa clientèle, étendue sur un pays où, d'après les plus anciennes traditions, ces maladies existent de temps immémorial.

Suivant M. Felger, le charbon sévit particulièrement pendant les années de grandes sécheresses, et surtout aux mois de juin ou de juillet, aussitôt après l'émigration des bestiaux des prairies basses aux sommets des montagnes. La maladie a des caractères foudroyants, et fréquemment l'on trouve les animaux morts à l'étable, dans les pacages ou au travail, sans qu'on les ait préalablement connus malades.

Lorsque l'on est appelé assez tôt pour observer l'animal vivant, continue ce judicieux praticien, on remarque : attitude inquiète; pouls précipité; respiration agitée; tremblements partiels aux cuisses, aux fesses, aux épaules, etc.; mufle sec, appétit et rumination suspendus; à ces symp-

Dôme offrent l'exemple le plus frappant de l'influence des foins âcres sur le développement du charbon virulent. La majeure partie des prés de ce vaste pays sont argileux ; le charbon adynamique y est très-rare ; du reste, toutes les conditions de salubrité semblent s'être réunies dans cette contrée remarquable pour embarrasser le physiologiste au point de vue des nombreuses causes que l'on a fait valoir jusqu'à ce jour.

La Limagne d'Auvergne et la vallée de Clermont, toutes d'alluvion, ne présentent jamais de cas de charbon virulent; les affections adynamiques au contraire y établissent leur siége dans certaines années pluvieuses.

Le Bourbonnais, le Nivernois et la Sologne sont essentiellement argileux; les fourrages y sont âcres, et ces localités, dans les parties que j'ai visitées, présentent, la Sologne surtout, de fréquents exemples de mortalités par le charbon virulent. Là, en opposition avec l'Auvergne, une foule de causes d'insalubrité au point de vue de l'état actuel de la science semblent s'être réunies, et cependant les affections adynamiques y sont très-rares pour les animaux, tandis qu'elles y sont multipliées pour l'homme. Cette bizarrerie toute simple s'expliquera en temps et lieu.

Les moyens préservatifs ressortent de la connaissance des causes ; il n'y a pas un homme de campagne doué d'un peu d'intelligence qui, au sujet du charbon virulent, ne comprenne bien, quand on le lui explique, qu'avec des fumiers ou des amendements, tels que terre, chaux, cendres, etc., on adoucisse la sole des prés argileux. Le fait est incontestable, et la disparition de cette maladie en est la conséquence positive.

6

Il faut, à l'égard du charbon adynamique, éviter les moisissures des subsistances, et dès lors le mal sera impossible. Si les encaissements des ruisseaux, les digues des fleuves et des rivières sont des mesures importantes, elles ne sont que secondaires ici; on fumera le moins possible, afin de prévenir l'excès de développement que prennent les plantes dans des terres d'alluvion, et, par suite, les fourrages résisteront mieux à l'envahissement des champignons microscopiques.

J'ai traité de l'action toxique des cryptogames (moisissures) en général, parce que les espèces étant très-multipliées et très-variées, la question autrement eût été compliquée et entravée, sans avantage au fond; il suffit de rappeler que ceux qui croissent dans l'obscurité sont les plus dangereux, et qu'il y en a même de très-innocents parmi ceux qui surgissent en plein air.

D'où l'on explique comment des denrées couvertes de moisissures ne sont suivies d'aucun accident fâcheux; tandis que d'autres, sur lesquelles les champignons sont inapercevables à l'œil nu, sont pernicieuses.

J'ai regretté vivement, Messieurs, de ne point faire ce voyage en compagnie de quelques-uns des membres du jury, car, étant fixé au premier aperçu, je m'occupais très-peu des détails sur lesquels je me serais surtout arrêté en présence d'hommes véritablement amis du progrès.

Agréez, Messieurs, l'assurance de mes sentiments respectueux.

PLASSE.

Niort, le 15 août 1849.

RAPPORT

SUR UNE ENZOOTIE CHARBONNEUSE

QUI A RÉGNÉ DANS LA COMMUNE DE SAINT-SYMPHORIEN EN 1850-51,

Adressé à M. le Préfet des Deux-Sèvres.

M. le Préfet des Deux-Sèvres me donna, le 3 janvier 1851, mission de surveiller une épizootie très-grave qui causait de nombreux sinistres dans la commune de Saint-Symphorien; je fis dès lors observer à ce digne magistrat qu'il y aurait urgence à me faire assister d'un second vétérinaire, attendu que j'avais déjà écrit sur cette affection, qu'elle est du nombre de celles dont l'origine est *complétement inconnue* à la science, et que je désirerais convaincre un confrère. M. Ayrault, vétérinaire à Niort, fut donc délégué.

Je rédigeai, à la suite de nos investigations du 4 et du 6 du même mois, le rapport suivant, que j'adressai à M. le Préfet, après l'avoir préalablement soumis à M. Ayrault qui y annexa les notes figurant dans la colonne de droite, et au-dessous desquelles se trouvent mes répliques à ces mêmes observations.

MONSIEUR LE PRÉFET,

Nous avons l'honneur de vous exposer que, conformément à votre lettre du 3 de ce mois, nous nous sommes transportés, le 4 et le 6, dans la commune de *Saint-Symphorien*, à l'effet d'observer et de combattre une maladie qui y sévit d'une manière très-meurtrière sur l'espèce bovine, et d'en rechercher les causes.

Nous avons obtenu de M. le maire de cette commune les renseignements nécessaires pour nous aider dans nos investigations ; ce magistrat nous a même accompagnés chez quatorze cultivateurs qui ont éprouvé chacun un sinistre, et dont les exploitations sont isolées les unes par rapport aux autres. Ces honnêtes gens nous ont donné les détails les plus circonstanciés sur l'hygiène à laquelle les animaux sont soumis, sur la maladie régnante, sur l'état des eaux, des lieux, des fourrages, des pacages, sur la constitution du sol, etc.

Dans cette excursion nous n'avons rencontré aucun animal malade, aucun cadavre; mais par les indices recueillis dans cette localité, que nous connaissions déjà, au sujet d'un mal qui nous est familier, nous avons pu juger que, sur les quatorze animaux morts, deux ont péri par des maladies sporadiques différentes; savoir : 1° chez Chadeau, à l'Hermitage, un veau mort d'une indigestion de trèfle; 2° chez le sieur Picard, demeurant à Taillepied, une vache qui a succombé à la pommelière.

Les autres moururent atteints d'une affection charbonneuse foudroyante. Les symptômes, la marche rapide de la maladie, sa fâcheuse terminaison et le résultat du traitement employé ne laissent aucun doute à cet égard.

Désirant simplifier notre rapport et le rendre aussi clair que possible, nous avons cru devoir établir l'historique des douze victimes du charbon sous la forme d'un tableau synoptique ci-joint.

Rapport de M. Plasse.

Nature de la maladie. — Le fléau qui sévit dans la commune de Saint-Symphorien n'est pas, comme il est dit dans votre lettre, une épizootie véritable; le mal ne se propage pas par *infection* des animaux malades aux animaux sains, par conséquent il ne peut s'étendre au loin.

Vous apprécierez vous-même ce fait, Monsieur le Préfet, si vous considérez qu'à l'exception des deux premières vaches qui habitaient chacune une écurie séparée, tous les autres animaux morts cohabitaient avec des bestiaux de leur espèce, auxquels ils n'ont point transmis le germe de la maladie. Il est même resté intact un bœuf de chaque paire affectée.

Le mal est donc enzootique; il dépend évidemment de causes générales et locales, et il a des caractères essentiellement charbonneux et non *sanguins*, comme on a pu le croire. Nous sommes fixés sur ce point, à cause des effets funestes de la saignée, de l'état naturel des membranes, de la marche rapide de la maladie sans symptômes précurseurs, si ce n'est la suppression subite du lait chez les vaches; de son développement par des temps chauds, tempérés ou très-froids, dans des pacages brûlants ou frais; à cause des tremblements spasmodiques et partiels des masses musculaires et de la tête, de l'agitation des mouvements respiratoires, qui sont souvent interrompus par un calme trompeur, général, et le rétablissement apparent de la santé. Le pouls

Annotations de M. Ayrault.

— Dans les maladies charbonneuses, le principe morbide réside dans le sang. Il est inutile d'établir cette différence, qui implique que le sang ne joue pas le principal rôle dans cette maladie.

Réplique.

Ce n'est pas le sang qui constitue la maladie, puisque c'est un principe morbide qu'il contient et qu'il faut éliminer en fortifiant les sécrétions.

Rapport de M. Plasse.	*Annotations de M. Ayrault.*
seul, dans cet intervalle, reste agité et serré; c'est l'unique indice qui puisse alors guider l'homme de l'art.	
Une autre raison très-puissante, et qui distingue ici le charbon, c'est que la saignée aggrave le mal et en détermine le développement, lorsqu'elle est pratiquée par précaution chez les animaux où la maladie est à l'état d'incubation. (C'est ce qui est arrivé pour la vache de Savary.)	—Je ne puis blâmer la saignée *petite* d'une manière aussi absolue, m'étant bien trouvé de son emploi dans des cas semblables. La saignée comme le seton peuvent devenir chez quelques sujets la cause déterminante de l'affection. *Réplique.* Si la critique signale la saignée comme cause déterminante, il faut la rejeter. Le seton doit être maintenu, car il tire le mal en dehors et donne ainsi toute facilité pour le combattre.
Bien que nous n'ayons pas dans cette excursion fait d'observations cadavériques; nous avons su néanmoins qu'aucun des animaux morts n'a répandu d'odeur infecte, cadavéreuse, que les chairs n'ont offert nul aspect livide; que les intestins présentaient de larges ecchymoses, avec cette particularité *que le tissu cellulaire environnant était infiltré par un liquide jaunâtre et à peu près gélatineux*, caractères propres au charbon virulent.	
Un grand nombre de remarques faites sur les lieux et dans des cas semblables confirment ces renseignements.	
Gravité de la maladie. — Le nombre des morts a été peu considérable, eu égard aux 400 grosses bêtes qui existent dans la commune, 1 sur 28. Mais une maladie charbonneuse est toujours grave aux yeux des populations agricoles, parce que, parmi ces affections, il en est qui sont éminemment contagieuses, et que la science n'a pas encore pu distinguer les variétés qui revêtent ce funeste caractère.	

Rapport de M. Plasse.	*Annotations de M. Ayrault.*
Étiologie. — L'étude des causes qui ont pu faire développer le charbon qui nous occupe est le point le plus important de notre travail, parce que de leur connaissance découleront les moyens curatifs et préservatifs.	
Habitations. — Les étables que nous avons visitées nous ont paru saines et bien aérées ; les animaux y couchent toutes les nuits, y rentrent au milieu du jour et y trouvent ainsi un abri contre les chaleurs excessives des étés et les rigueurs des hivers. C'est pourquoi l'on ne peut accuser les intempéries ni les émanations intérieures.	
Travail. — Le travail est ordinairement modéré ; l'état d'embonpoint des animaux morts et celui de ceux qui survivent trahit son peu d'influence dans le développement de cette maladie.	
Miasmes. — Nous n'avons rien remarqué dans la commune qui puisse occasionner la production de gaz méphitiques; c'est un pays plat, argileux, offrant assez de pentes pour permettre promptement l'écoulement des eaux, lors des débordements des ruisseaux qui traversent la commune ; il n'y a, du reste, ni marais, ni tourbiers, ni eaux stagnantes.	— Il n'y a pas eu de débordements cette année.
Perturbations atmosphériques. — Les affections charbonneuses ont été le plus souvent attribuées aux grandes pluies prolongées ou aux chaleurs excessives ou soutenues. Nous devons donc éloigner le premier ordre de causes, qui n'ont pas	*Réplique.* Les débordements sont contraires au charbon virulent, quand ils provoquent essentiellement le charbon *adynamique cryptogamique ;* ainsi, la maladie ré-

Rapport de M. Plasse.	*Annotations de M. Ayrault.*
existé cette année d'une manière notable. Il en a été autrement pour les chaleurs, qui furent excessives et prolongées pendant la végétation des fourrages et celle des pacages. Nous ne pouvons pas accuser l'action sur les animaux de la grande sécheresse qui s'est fait sentir l'été dernier, car les sinistres ont eu lieu sous des températures bien diverses et à des époques différentes; ce qui détruit, du reste, toute idée de cette influence, c'est que le mal a ménagé les animaux nés sur les lieux, pour frapper les derniers venus. Les aliments, au contraire, ont supporté toute l'influence de ces intempéries, et, se trouvant dans les mêmes conditions, ils ont été frappés de la même manière, et l'impression qu'ils ont reçue persiste encore. *Abreuvoirs.* — La commune étant traversée par un ruisseau nommé le Bief, qui ne tarit jamais, et les puits étant nombreux et peu profonds, l'eau salubre ne manque point aux animaux. Il n'y a, du reste, que très-peu de mares dans la commune, et d'ailleurs, parmi les morts, le veau du Plessis seul s'abreuvait d'eau stagnante. Nous voyons, en outre, par le tableau ci-contre, que 6 des animaux morts buvaient au Bief, et que les 5 autres buvaient au timbre rempli d'eau de puits tirée à l'avance. Désirant compléter l'histoire des eaux de cette commune au point de	gnante n'eût certainement pas existé s'il en fût survenu.

Rapport de M. Plasse.	*Annotations de M. Ayrault.*
vue de la maladie qui nous occupe, nous l'avons soumise à des analyses chimiques. *Analyse des eaux.* — *Eau du Bief.* — Après l'avoir préalablement filtrée, nous l'avons traitée par l'ammoniaque et l'acide hydrochlorique, dans le but de rechercher si elle contenait des sels alumineux solubles : cette première expérience a été négative. Par l'oxalate d'ammoniaque nous avons eu un léger précipité blanc annonçant un peu de sels calcaires; Par une dissolution de baryte, précipité blanc, floconneux, déterminant l'existence de sulfates; Enfin, par le nitrate d'argent, la présence de chlorures nous a été démontrée par la formation d'un précipité blanc très-prononcé. *Eau de puits.* — Traitée par l'ammoniaque et l'acide hydrochlorique, l'expérience a été négative, comme pour l'eau du Bief. Par la dissolution de baryte, le précipité a été abondant. L'oxalate d'ammoniaque a aussi produit son précipité. Enfin, le nitrate d'argent a déterminé un précipité abondant. L'une et l'autre de ces eaux dissolvent le savon. D'après ces expériences, nous considérons les eaux dont s'abreuvent habituellement les animaux de la commune de Saint-Symphorien, comme étant impuissantes pour faire développer la maladie. *Aliments solides.* — Les fourrages nous ont paru partout bien réussis,	

Rapport de M. Plasse.

bien logés et en bon état de conservation. Ils sont essentiellement composés de plantes de la famille des graminées à tiges rondes et fermes, ce qui leur donne un aspect de foins provenants de prés élevés.

Nous avons parcouru toutes les prairies qui fournissent ces foins, guidés par le maire et les cultivateurs déjà cités. Nous sommes passés alternativement de la prairie de *Souligny* dans celles de *Confolens* et du *Plessis*. Ces terrains venaient d'être submergés par les pluies torrentielles de décembre; mais ils en étaient complétement débarrassés par l'effet de la pente régulière des lieux et des fossés de desséchement ménagés de distance en distance. On ne rencontre aucune source dans les prairies.

Il résulte de cet état de choses qu'on ne récolte pas de regains dans la commune; que les fourrages ne présentent pas de plantes paludéennes, et que les pacages sont, en un mot, bons et nourrissants, ce que confirment la santé et l'état d'embonpoint des animaux de la contrée.

Il semblerait, d'après cela, impossible d'attribuer la maladie à l'alimentation; considérant, néanmoins, qu'après avoir apprécié tous les motifs qui nous ont paru susceptibles d'apporter une influence quelconque sur l'économie animale, nous avons remarqué que l'alimentation *seule* conserve un caractère invariable, et que, seule, elle agit d'une manière constante et dans

Annotations de M. Ayrault.

— La disparition de l'eau a eu lieu par une filtration facile au travers le sol végétal, très-perméable.

Réplique.

Immédiatement après une grande sécheresse, cela est dans l'ordre des choses; mais plus tard il y a stagnation là où il n'y a pas de pente.

— On comprend difficilement qu'une cause aussi générale et aussi puissante puisse choisir seulement douze victimes entre 400, et cela dans l'espace de cinq mois.

Réplique.

Les cultivateurs reconnaissent que les fu-

Rapport de M. Piasse.

tous les temps sur les animaux ;

Considérant, en outre, que la nourriture constitue l'être qui la consomme, et que par ce fait la substance hétérogène la moins saisissable peut altérer la santé ; qu'il est, par exemple, reconnu dans le pays que la race chevaline consomme impunément les fourrages et les pacages de certaines prairies des communes de Marigny, Velans et Secondigny, etc., tandis que les vaches y contractent une maladie particulière très grave connue sous le nom de *goutte*, laquelle disparait lorsqu'on fume les prés ou qu'on fait émigrer les animaux dans des lieux de nature opposée, phénomène qu'on observe aussi dans le pays au sujet de la maladie qui nous occupe ; qu'il est également reconnu que la plupart des animaux engraissent en mangeant la vesce cultivée (*lathyrus sativa*), tandis que, mêlée au pain de l'homme, cette graine produit la rétraction des masses musculaires des membres postérieurs au point d'estropier pour la vie les malheureux qui s'en nourrissent !

Par ces considérations et par tant d'autres de même nature, nous avons dû passer outre, eu égard aux bonnes qualités apparentes des aliments, pour les soumettre à un sérieux examen et y rechercher les causes du mal.

Avant d'étudier ces aliments, nous allons passer en revue l'état géologique du sol qui les produit.

Composition du sol. — Le sous-sol

Annotations de M. Ayrault.

miers changent la nature de l'herbe ; or, si les trois quarts de ceux qui ont des prés où le pacage est commun fument, et s'ils fument plus ou moins leurs prés particuliers, évidemment la nourriture n'a pas été la même pour tous les animaux.

Si ensuite la maladie n'a atteint particulièrement que les derniers venus dans la commune, on conviendra qu'il ne pouvait y avoir qu'un très-petit nombre d'animaux dans les conditions susceptibles de faire naître le charbon virulent.

Rapport de M. Plasse.

des prairies est essentiellement composé d'un argile plastique jaunâtre situé à une profondeur qui varie ordinairement de 3 à 5 décimètres. Quelle que soit du reste l'épaisseur de la couche végétale provenant de dépôts d'alluvion, elle participe toujours plus ou moins de celle qui lui sert de base, soit par les fouilles et les transports des animaux qui vivent dans son sein, soit par les eaux pluviales descendant des champs argileux voisins, soit à cause des dépôts qu'apportent les débordements de la Guirande arrosant les trois grandes prairies de la commune. Cette petite rivière, depuis Prahecq, où elle prend sa source, ne traverse que des terrains essentiellement argileux.

La présence de l'argile dans la terre des prés de Saint-Symphorien est physiquement démontrée : lorsqu'on la cultive, elle s'attache fortement aux instruments aratoires; elle se gratonne par la gelée; elle se désagrége par le dégel au point de déchausser les blés et de compromettre par là la récolte. On est obligé, pour préserver les cultures du séjour des eaux, de ménager des conduits d'écoulement.

On peut, en pétrissant cette terre, lui donner toutes les formes ; elle durcit considérablement en se desséchant, absorbe avec rapidité l'eau injectée, et elle prend insensiblement le *poli* de la terre à foulon, quand on la frotte avec un corps dur.

Si, après l'avoir pétrie, on l'expose

Annotations de M. Ayrault.

— La nature de cette partie du sol de ces prairies ne m'a pas paru argileuse :

1° Parce qu'elle se laisse facilement traverser par l'eau, qu'elle ne garde pas à sa surface ;

2° Les eaux qui la recouvrent pendant 24 heures seulement après des pluies torrentielles ne peuvent charroyer l'argile qui forme le fond des ruisseaux et des fossés ;

3° Que les eaux égouttées des coteaux doivent contenir plutôt les principes calcaires des couches supérieures que les principes argileux des couches profondes qui servent de lit aux rigoles; que cette terre, qui se prend en masse, a cela de commun avec toutes les terres imprégnées d'humidité, quand il n'y a pas de sable pour s'opposer à cette agrégation; que la terre cultivée contiguë et identique est très-poreuse, très-per-

Rapport de M. Plasse.

à une chaleur intense elle se crevasse d'autant plus qu'on la soumet à une température plus élevée ; de là les fentes profondes remarquées dans ces prairies pendant l'été.

Ces phénomènes, bien moins apparents dans les prés que dans les champs argileux qui les dominent, dénotent d'une manière irrécusable la présence de l'argile. L'homme expérimenté juge de prime abord la composition de ce genre de terre par la nature des plantes qu'elle produit. On n'y rencontre point la flouve odorante, ni le serpolet, ni les plantes franchement aromatiques et les légumineuses n'y existent que par les fumures; aussi distinguions-nous parfaitement, en parcourant les prairies de Saint-Symphorien, les parties amendées de celles qui ne l'étaient pas.

Analyse chimique du sol. — Une portion de terre végétale bouillie et filtrée a fourni un liquide présentant une couleur opaline, ce qui nous fit croire à l'existence de sels ferrugineux. En effet, nous traitâmes ce liquide par le cyanure de fer et de potassium : nous obtînmes un précipité bleu verdâtre ;

Par l'ammoniaque et l'acide chlorydrique, aucun précipité ; par la dissolution de baryte, résultat négatif ; par l'oxalate d'ammoniaque, léger précipité ; même résultat pour le nitrate d'argent. Le résidu nous a offert tous les caractères physiques de la terre argileuse.

Le résultat de ces diverses expériences démontre la faible quantité

Annotations de M. Ayrault.

méable, et même, après les pluies, a l'air d'être criblée; que les cultivateurs la cultivent quand les pluies les ont chassés des terrains argileux ; qu'elle s'effondre par le dessous ; que, trempée dans l'eau, elle se débarrasse de toutes ses parties, ce qu'elle ne ferait pas, si elle était argileuse, cette opération ayant pour but l'écoulement de l'argile ;

Enfin, parce que l'analyse chimique, quoique incomplète, n'a pas démontré la présence d'aucun principe alumineux soluble.

Réplique.

Si l'analyse que nous avons tentée est incomplète, elle ne laisse aucun doute aux praticiens ; mais voici au besoin pour réfuter les observations de M. Ayrault l'analyse des terres de St-Symphorien par M. Lassaigne, professeur de chimie à l'école impériale d'Al-

Rapport de M. Plasse.

de sels solubles que contient le sol.

Fourrages. — Si les foins qu'on nous a montrés ont un bon aspect, on leur reconnaît une odeur *sui generis*, que caractérisent les cultivateurs en les désignant sous le nom de *foins aigres*. Cette odeur, qui est due à un principe particulier plutôt âcre qu'acide, prend de l'intensité lorsque, pendant la végétation et la fauchaison, la chaleur a été très élevée. Elle se perd dans le même rapport sous l'influence de l'humidité, et elle est moins forte sur les terrains argileux d'alluvion que sur ceux qui le sont naturellement.

Annotations de M. Ayrault.

fort; cette analyse, faite à l'occasion de l'épizootie que nous étions chargés d'observer, a été obtenue, sur la demande de M. le préfet des Deux-Sèvres, par l'intermédiaire de M. le Ministre de l'agriculture. On y remarque que l'argile y entre dans une proportion de 50 p. 100.

Analyse par M. Lassaigne, professeur de chimie à l'école impériale d'Alfort.

Sur 100 parties :

Humidité.	15
Terre calcaire : carbonate de chaux mêlé d'une trace de magnésie. . . .	34,9
Argile ferrugineuse mêlée d'une petite quantité d'humus.	50
	99,9

— On a dit, au contraire, qu'ils étaient peu aigres.

Réplique.

Le cultivateur répond affirmativement à la fin du paragraphe.

Rapport de M. Plasse.

Les moyens les plus efficaces pour préserver les fourrages de cette âcreté consistent à amender les prairies avec du calcaire ou à les fumer. Les produits deviennent alors plus doux, moins *âcres*, comme les cultivateurs nous l'ont judicieusement fait observer.

Les animaux font eux-mêmes cette distinction, car ils préfèrent les produits des terres amendées à ceux de celles qui ne le sont pas, et même, quelles que soient les bonnes conditions des foins provenant des prés argileux, ils les abandonnent toujours en faveur de ceux que produisent les terrains calcaires; c'est ainsi que M. le maire de Saint-Symphorien et les cultivateurs qui ont visité avec nous les prairies de la commune nous ont fait remarquer, sur la droite de la Guirande, en face de Souligny, une contrée sablonneuse et calcaire appelée Galfrée, sur laquelle les bestiaux vont brouter avec avidité un rare pacage, préférablement à celui de la prairie, quelque abondant qu'il soit.

Conclusions. — Il résulte de ce qui précède que les fourrages consommés par les animaux de Saint-Symphorien *proviennent de prairies argileuses, et qu'ils contiennent, sans que cela nuise à leur qualité nutritive, un principe âcre*, sui generis, *saisissable à l'odeur, qui leur a valu la qualification de foins aigres, et auquel, par les raisons que nous avons fait connaître, il faut attribuer la mortalité.*

Ce qui nous fortifie dans cette

Annotations de M. Ayrault.

— Je ne puis accuser les fourrages.

Réplique.

Le confrère ne décline aucune cause.

Rapport de M. Plasse.

opinion, c'est que la maladie a commencé immédiatement après la récolte qui a subi, ainsi que les pacages, toute l'influence de la chaleur excessive de l'été; que les animaux morts sont ceux qui mangeaient le plus et se portaient le mieux; que la maladie a ménagé les bestiaux habitués à ce genre de nourriture, pour frapper ceux qui ont été introduits dans le pays; que ce fléau a existé de tout temps dans la contrée, et que sa fureur a d'autant moins d'effet sur les *animaux indigènes*, que leur nombre a plus augmenté, qu'au dire des cultivateurs, le *solage* est plus adouci.

Moyens de combattre la maladie. — Les moyens à employer sont de deux sortes : les uns sont curatifs, les autres sont préservatifs, propres à combattre les causes actuelles et à en prévenir le retour.

Traitement curatif. — La rapidité du mal ne permet pas toujours d'appeler du secours; les cultivateurs, en pareil cas, s'adressent souvent à leurs voisins, aux empiriques, ou ils cherchent à appliquer eux-mêmes les remèdes qui leur paraissent les plus efficaces. Ainsi, la saignée, qui est contre-indiquée ici, est presque toujours largement pratiquée. Nous recommandons de rejeter complétement ce moyen funeste.

On administrera, au contraire, à l'intérieur, des excitants diffusibles, tels que l'ammoniaque, l'acétate de même base; on fera prendre en breuvage des toniques puissants, tels que des décoctions aromatiques;

Annotations de M. Ayrault.

— Ce n'est pas prouvé pour moi.

Réplique.

Clion saigne le matin sa vache comme moyen préservatif; elle mourut le soir de la maladie. Il faudrait néanmoins céder à l'expérience, car les faits de cette nature sont malheureusement fort fréquents.

Rapport de M. Plasse.	*Annotations de M. Ayrault.*
on donnera pour boisson ordinaire de l'eau d'orge salée ou acidulée; on appliquera à l'extérieur des exutoires énergiques, tels que de larges sinapismes sous la poitrine, des trochisques au fanon. Quoique le mal ait été constamment interne, nous croyons devoir prescrire la marche à suivre dans le cas où il se montrerait au dehors: il faut alors trancher largement les tumeurs, puis cautériser profondément les plaies avec de l'acide sulfurique concentré. *Moyens préservatifs contre les causes actuelles.* — Les fourrages étant la cause du mal, nous conseillons de diminuer la quantité donnée aux bêtes, de les asperger d'eau salée, d'en corriger les effets pernicieux par l'emploi du son et des farineux, et de faire usage du sel, à la dose de 60 à 80 grammes par chaque tête de gros bétail pour 24 heures. *Moyens préservatifs pour l'avenir.* — Ayant accusé l'influence des grandes chaleurs sur les fourrages que produisent les prairies dont le sol contient de l'argile plastique, ayant reconnu sur les lieux les bons effets des amendements et des fumiers contre la pernicieuse âcreté que les foins empruntent à ce genre de terrains mal cultivés, nous conseillons de multiplier les bestiaux dans les exploitations de cette nature, et d'accroître le plus possible, par une culture rationnelle, les produits de ces prairies. *Mesures administratives.* — Les	

Rapport de M. Plasse.	*Annotations de M. Ayrault.*
mesures administratives sont simples, quand on n'a pas à combattre un mal transmissible par infection. Le charbon qui nous occupe n'étant contagieux que par l'inoculation du virus qui le constitue, on doit recommander aux personnes qui peuvent être en rapport avec les plaies ou les cadavres des victimes, de prendre les plus grandes précautions. Tout contact est interdit à ceux dont les mains auraient quelques blessures.	

Telles sont, Monsieur le Préfet, nos opinions à l'égard de la maladie que vous nous avez chargé d'étudier;

Tels sont les moyens que nous croyons utiles pour la combattre, pour en préserver actuellement les animaux, et pour paralyser à jamais les *causes permanentes* d'affections si funestes.

Agréez, Monsieur le Préfet, nos très-humbles salutations.

PLASSE,
Médecin-vétérinaire.

Résumé et conclusion : 1° Je ne suis pas convaincu, comme mon collègue, de la cause de l'affection que nous avons reçu mission d'étudier; 2° elle est, je crois, de nature charbonneuse; 3° vu son peu d'intensité, sans avoir recours à d'autres soins d'une efficacité plus prompte, on devra conseiller l'usage du sel marin, soit dissout dans les boissons, ou mieux aspergé sur les fourrages, pour activer les sécrétions gastro-intestinales, et tonifier leurs muqueuses et prévenir ainsi les accidents.

EUG. AYRAULT,
Vétérinaire.

Niort, le 20 janvier 1851.

CHARBON A SOULIGNY.

Rapport adressé à M. le Préfet des Deux-Sèvres, touchant une épizootie charbonneuse qui, en 1852, causait de graves sinistres à Souligny, commune de Saint-Symphorien.

Monsieur le Préfet,

J'ai l'honneur de vous exposer que, conformément aux ordres que vous m'avez transmis par votre lettre du 10 août dernier, je me suis transporté, le 14 du même mois, dans la commune de Saint-Symphorien, à l'effet de combattre une maladie épizootique qui y fait des ravages.

J'ai pris auprès du maire tous les renseignements nécessaires pour m'éclairer dans mes investigations; ce magistrat m'a dirigé vers le village de Souligny, seul lieu de la commune où la maladie se soit fait sentir. Trois cultivateurs ont éprouvé des sinistres :

1° Jacques Sauvaget qui, le 4, a perdu deux bœufs; 2° Antoine Boyer qui, le 25 avril dernier, perdit une jument de 5 ans, et, le 5 août, une jument nourrice d'une mule; 3° Alphonse Boutier qui, le 6 août, se vit enlever, de la même manière, une jument de 3 ans pleine d'une mule, et, le 7, un bœuf de quatre ans.

Ces six animaux ont été foudroyés sans qu'il ait été permis d'appeler les secours de l'art. A mon arrivée, j'ai rencontré chez Sauvaget une jument malade, et, le 15, j'ai fait à la cuisse d'un des bœufs de ce cultivateur l'opération du charbon, en présence des habitants que j'avais convoqués, afin de leur donner connaissance de la nature de la maladie. Je tenais à leur démontrer que le mal n'est pas inflammatoire;

je voulais leur faire perdre l'habitude des saignées, car les effusions sanguines sont très-funestes dans ces cas.

Les renseignements que j'ai obtenus à l'égard d'un mal qui m'est familier, dans un village où il règne enzootiquement, m'ont appris que j'avais affaire à une affection charbonneuse foudroyante et d'un caractère virulent. J'ai pu alors, dans cette localité, calmer les inquiétudes causées ordinairement par la présence du charbon, en démontrant par des faits anciens et récents, tous à la portée des gens du canton, que le genre de charbon qui sévit à Souligny ne se propage pas par infection des animaux malades ou de leurs débris aux animaux sains. Vous serez vous-même convaincu de ces vérités, Monsieur le Préfet, lorsque vous saurez que beaucoup de paires de bœufs ont été dépareillées par l'enzootie, sans que les camarades survivants aient subi la moindre atteinte du mal; que la plupart ont péri au milieu de bestiaux qui sont restés bien portants; que les bœufs employés à traîner les morts n'ont rien éprouvé; que l'ouverture des cadavres n'a laissé échapper aucune odeur infecte; que les chairs avaient une couleur aussi naturelle que celle des bêtes qu'on abat pour la boucherie, et qu'il en est de même de tous les organes intérieurs, à l'exception du lieu où se fixe le mal. J'ai, à chaque occasion, fait voir aux habitants, dans le tissu cellulaire, une infiltration de l'apparence du blanc d'œuf frais et de couleur jaune d'or, *véritable venin* qui, dans sa marche rapide, gagne les organes essentiels à la vie, et tue sans causer sur son passage aucune mortification des parties qu'il traverse.

Ce virus, en pénétrant les parois des vaisseaux et tous les tissus serrés, produit des déchirements capables de faire épancher le sang qui, mis en contact avec ce liquide, devient noir et détermine des ecchymoses ordinairement très-foncées. En prouvant aux cultivateurs que ce charbon consiste dans un virus fixe, non susceptible de se transmettre par infection, j'ai rétabli la sécurité dans le pays, et l'on a laissé circuler librement les bestiaux.

La population ayant été ainsi rassurée sur le point essentiel (la contagion), je cherchai à la fixer sur la cause du mal pour arriver aux moyens d'en prévenir le retour; à cet effet, je racontai publiquement par ordre une foule de faits que j'ai recueillis sur ce terrain depuis trente années, faits dont un grand nombre de personnes du lieu avaient eu connaissance.

On sait déjà, dans la contrée, que la maladie est particulière aux douze communes qui se suivent depuis Prahecq jusqu'au Vanneau et Coulon, dont le sol est entièrement argileux, tandis qu'elle est inconnue dans les communes qui longent les précédentes au nord et au sud, et dont le sol est essentiellement calcaire.

Les habitants n'ignorent pas que le foin qui vient sans culture dans les prés argileux des premières communes est toujours aigre, et que le bétail le refuse en faveur des fourrages nés sur les prés calcaires; mais ce qu'ils ne savaient pas, c'est que ce foin cause la maladie, et qu'on peut, par les engrais, le dépouiller de cette pernicieuse propriété.

On a pu, sans sortir de la localité, me signaler à côté de la prairie commune dite de Souligny un pacage calcaire très-aride qu'on appelle Galfrée, sur lequel les bêtes paissent jusqu'à la terre avant d'aller dans le communal, quelque abondante qu'y soit l'herbe.

Lorsque cependant les animaux perdent de vue les foins

et les pacages des prés calcaires, et qu'ils sont habitués à ceux des prés argileux, ils en mangent à satiété et ils engraissent rapidement.

Les cultivateurs conviennent que l'herbe de leurs prairies argileuses s'adoucit par les terreaux calcaires, par les eaux troubles, par celles dégouttant des fumiers de chemins et par l'eau des sources tempérées. J'ai fait de ces principes des applications qu'ils ont parfaitement comprises ; ainsi, la maladie est plus rare aujourd'hui qu'elle ne l'était il y a trente ans, parce que la quantité de bestiaux a considérablement augmenté, ce qui, pour le pays, est une source féconde d'engrais. La culture des prairies artificielles est aussi cause d'une grande amélioration sous tous les rapports, de sorte que la maladie ne sévit plus, pour ainsi dire, que par les prés qu'on livre au parcours, parce qu'on fume moins les terrains sur lesquels le public a des droits pendant une grande partie de l'année. C'est ce qui entretient la cause de la maladie à Saint-Symphorien. Là, les trois prairies de Confolens, du Plessis et de Souligny sont livrées au parcours ; elles sont traversées par la Guirande, dont les eaux proviennent de sources froides, et elles reçoivent les égouts de champs argileux.

La prairie de la Fragnée, située commune de Frontenay, est dans le même cas ; les fermiers des métairies qui l'avoisinent perdent beaucoup de bestiaux par le charbon : de 1846 à 1847, il en est mort pour 6,000 fr. environ. Cette terre est baignée par les eaux de sources vives et froides qui enlèvent les engrais au lieu d'en apporter.

Dans la grande prairie de Frontenay, il n'y a que les domaines longeant la Guirande qui éprouvent des pertes de bestiaux par ce mal, tandis que des fermes qui jouissent des trois quarts de ce vaste terrain en sont affranchies, parce que leurs lots se trouvent arrosés par des sources abondantes et tempérées. Toutes les métairies qui entourent le marais communal de Bessine perdent du bétail par le charbon, à part celle de Pied-de-Fond, dont les prés sont baignés par des eaux tempérées, bien que du reste ils soient dans les mêmes conditions que ceux des autres fermes.

Un fait très-concluant, et qui a été heureusement apprécié par ceux auxquels je le faisais observer, c'est que les fermiers éprouvent des pertes considérables lorsque, changeant de métairies, ils passent des terrains calcaires dans des terres argileuses : ainsi, Gibault, en quittant Murçais, commune d'Échiré, pour venir exploiter Romagné, commune de Saint-Florent, perdit, la première année, les trois quarts de ses bestiaux, et fut littéralement ruiné. Il tomba à la charge de son frère, et mourut dénué de tout à la Pierrière-d'Aiffre. Un pareil événement arriva à Porcheron lorsqu'il quitta la même ferme de Murçais pour venir à la Roche-Palais, commune d'Aiffre.

La métairie de Romagné avait une étendue de prés trop considérable pour qu'il eût été permis de les fumer convenablement. Ce domaine ayant, à cause des pertes incessantes qu'on y éprouvait, été vendu en détail, le mal frappa également les bestiaux des acquéreurs ; mais il diminua d'intensité au fur et à mesure que surgirent les améliorations, si bien qu'aujourd'hui les propriétaires des parcelles y font leurs affaires avec sécurité.

Le plus grand des prés était néanmoins trop étendu pour le sieur Babou qui, malgré mes avertissements, le prit à ferme.

Babou perdit en effet, comme je le lui avais annoncé, tous ses bestiaux, fut ruiné, et tomba à la charge de ses enfants. Favreau, venant aussi d'une métairie du village de Murçais à la Massatrie, commune d'Aiffre, éprouva de grandes pertes et se vit, comme Porcheron, forcé de retourner au lieu où il n'avait jamais entendu parler d'un pareil fléau.

Lorsque les bestiaux sont habitués au sol, aux fourrages, le mal s'apaise pour reprendre aux moindres variations défavorables : ainsi, le transport du bétail d'une ferme dans une autre, lors même qu'elles seraient toutes les deux dans les conditions des terres argileuses, provoque la maladie, mais d'une manière bien moins grave que dans les cas précités. Cela tient à ce que chaque fermier sortant cesse, dans la dernière année, de fumer les prés en faveur des champs, parce que la jouissance de ces derniers terrains dure encore quand celle des premiers est finie. C'est ainsi que Marcillac, à la Roucellerie; Loumeau, à Martigny; Ortioz, à la Grange-Laidet; Babin, à la Brenaudière, et Gatineau, à la Roche-Palais, firent des pertes qu'ils ne dûrent qu'à leur changement d'exploitation. Le mal, quelques années après, cessa par les fumures.

Je ne cite ici, Monsieur le Préfet, dans chaque catégorie, que quelques-uns des nombreux faits que j'ai rapportés aux cultivateurs pour les convaincre. La conviction chez eux a été surtout opérée par la réalisation des maladies que j'avais prédites. Ce qui s'est passé en 1844 à ce sujet est en effet très-concluant; car, à cette époque, le 15 juin, j'ai publié dans les journaux du département qu'il y aurait en septembre et octobre beaucoup de mortalités par le charbon; et, prenant la commune de Saint-Florent en particulier, j'ai annoncé aux notables, réunis à cet effet à la mairie, que leur commune était une de celles qui, proportionnellement, éprouveraient le plus de sinistres, ce qui arriva comme je l'avais prédit. J'avais remarqué qu'en 1841 et 1843, les pluies abondantes empêchèrent les cultivateurs de transporter des fumiers dans les prés argileux, et, voyant qu'en 1844 la récolte se faisait par un temps très-sec, je jugeai de suite que les foins seraient ardents et funestes, et j'eus soin de prescrire en même temps la marche à suivre pour éviter cette cruelle maladie.

Tous ces faits, Monsieur le Préfet, éclaircissent un des points les plus obscurs de la science; ils sont le résultat de mes incessantes recherches, et ils se rattachent à une spécialité à laquelle je me livre (l'étude des causes des maladies infectieuses). Comme ils viennent à l'appui des observations que j'ai communiquées au gouvernement en 1848, je vous supplie, Monsieur le Préfet, de vouloir bien les transmettre à Son Excellence le Ministre de l'agriculture.

PREUVES DU CHARBON GEOLOGIQUE.

Analyse de la terre de St-Symphorien, par M. Francolet, préparateur de chimie à l'institut Lamartinière à Lyon.

Sur 1,000 parties :

Silice.	375
Alumine.	95
Carbonate de chaux.	269
Carbonate de magnésie.	11
Oxyde de fer.	56
Eau et matières organiques.	194
	1,000

On fait disparaître le charbon virulent de ces localités en

enlevant par des amendements la qualité âcre que les fourrages acquièrent sur cette nature de prés très-répandus en France; c'est ce qui se trouve démontré par les nombreux faits signalés dans mon ouvrage et par ceux que je produis ici. J'aurai de cette manière rendu un service d'autant plus grand que la maladie est enzootique et complétement inhérente au sol.

Ne soyons donc pas surpris si M. Dumas a cherché à approfondir cette question. Ce savant y voyait sans doute une très-heureuse application des préceptes qu'il a professés.

J'ai, pour ajouter encore à tout ce que j'ai avancé sur ce sujet, fait connaître, dans l'exposé de mon voyage à Toulouse et par les rapports ci-joints, des documents recueillis avant les deux années de grandes pluies tout récemment écoulées, et, comme ce mal ne sévit en général que dans l'arrière-saison des années de chaleurs soutenues et excessives, je fais en ce moment des observations curieuses sur cette maladie qui, après un calme complet, conséquence des deux années très-pluvieuses que nous venons de traverser, sévit, contrairement au charbon cryptogamique, à la suite de l'année de sécheresse de 1854.

Je dois aussi, à l'appui de ces principes, dire que j'ai constaté de précieux résultats préservatifs obtenus par des amendements, touchant la *goutte*, affection si désastreuse pour les bœufs et les vaches, laquelle prend naissance sur certains terrains argilo-calcaires-phosphates, autre application des leçons du célèbre chimiste.

La dénomination de goutte est ici impropre; car la maladie ne ressemble pas à la goutte de l'homme; elle consiste dans l'appauvrissement et la rétraction musculaire des membres.

On remarque un mal semblable chez les personnes

qui se nourrissent de *lathyrus cicera*. Je rencontre souvent de ces malheureux marchant péniblement par sauts et par bonds ; ceux que j'ai vus habitent des localités argileuses, et tous, reconnaissant le fait, renoncent à cet aliment funeste. Si l'on en fait manger impunément aux chevaux et aux moutons, tandis que le cochon en est incommodé, cela tient à des raisons que je n'ai pas complétement constatées.

Un cultivateur qui fut condamné par le tribunal de Niort à faire des rentes viagères à des domestiques parce qu'il avait mêlé ce grain à la nourriture de ces gens, qui en étaient devenus estropiés, habite dans la partie la plus argileuse de la commune de Coulon.

Il faudrait, pour constater l'influence géologique des localités sur l'homme, faire des recherches bien plus difficiles ; cependant l'on ne voit pas de ces maux dans les pays calcaires. La chimie pourra venir ici au secours des faits que je me borne à signaler et à cimenter.

Les terrains produisant la goutte n'ont pas sur les chevaux et sur les moutons, qui néanmoins maigrissent dans ces prairies, les mêmes effets que sur les bœufs et les vaches.

Analyse des terres qui causent la goutte aux bœufs et aux vaches, par M. Rich, préparateur de chimie à l'institut agronomique de Versailles.

100 grammes de matières sèches renferment :

1° Alumine avec un peu d'oxyde de fer. .	9,490
2° Silice gélatineuse.	5,575
3° Sulfate de chaux.	1,006
4° Phosphate de chaux.	2,579
5° Carbonate de chaux.	63,830
6° Matières organiques.	20,220
7° Magnésie, trace.	»
Total.	100,000

On peut, dit M. Rich, se faire une idée du sous-sol en retranchant les matières organiques (1).

C'est le charbon *virulent* qui, dans certaines années, ravage avec tant d'opiniâtreté la Sologne, la Bresse, l'Auvergne et tant d'autres lieux. Le gouvernement a, suivant les circonstances impérieuses, employé sans succès positifs des hommes éminents contre ces maladies.

MM. Renaud et Delafond, professeurs à l'école impériale d'Alfort, furent en 1845 et 1846 envoyés, l'un dans l'*Allier* et dans la *Nièvre*, et l'autre dans la *Somme*, au sujet d'épizooties très-meurtrières. Ces deux savants ont, dans ces affections, reconnu le *charbon;* mais, dans leurs rapports, ils déclinent des causes et des caractères différents. M. Renaud, d'après les observations qu'il fit dans la Nièvre, admet que le charbon n'est pas contagieux; et M. Delafond proclame, dans son rapport, le contraire au sujet du même mal. L'un n'accuse aucun signe de gangrène, l'autre produit des lésions cadavériques gangréneuses; et l'on cherche en vain, dans ces écrits, sécurité pour l'avenir, car ils n'indiquent aucuns moyens préservatifs positifs.

Il est à désirer que de telles dissidences aient un terme; aussi, le 11 février 1847, à une séance de la société centrale de médecine vétérinaire où l'on discuta sur le charbon, il n'a pas été possible de s'entendre.

J'ai visité les lieux en 1849, comme on l'a vu dans un des

(1) L'*arenaria sarpilli folia*, prise en pacage dans les champs de St-Remy et dans ceux des communes voisines, produit des diarrhées mortelles sur les moutons, et des salivations funestes à jets continus chez le cheval. J'ai constaté ces faits en cessant et reprenant le pacage dans ces lieux. Cette plante, à laquelle les animaux s'attaquent en dernier ressort, ne paraît que lorsque les mois d'avril et de mai sont chauds et humides. Quel champ vaste et inculte que l'étiologie!

rapports ci-joints. M. Renaud avait observé le *charbon virulent* enzootique, à principe fixe, contagieux par inoculation seulement et causé par des fourrages bien réussis, bien conservés, sans moisissures et produits par des terrains argileux; tandis que M. Delafond a eu affaire au charbon adynamique gangréneux épizootique, contagieux par principe volatil, causé par des fourrages altérés et moisis. Ainsi on évitera le mal observé par M. le directeur de l'école d'Alfort en amendant les prés, et l'on préviendra le charbon si bien décrit par M. le professeur Delafond en préservant les fourrages des moisissures. On peut donc dans la Sologne, dans l'Auvergne et dans la Bresse, sans toucher aux étangs, arrêter ces maladies, et sauver d'une ruine permanente des contrées qui ont, à si juste titre, excité la bienveillante sollicitude de l'empereur Napoléon III.

MM. les professeurs de la Haute-Garonne, qui ignorent également les causes de l'une et l'autre de ces terribles affections, sont sans cesse aux prises avec la première, quand ils n'ont jamais l'occasion d'observer la seconde, vu que le sol des environs de Toulouse n'est pas de nature à donner naissance à cette maladie; or, ces messieurs peuvent-ils être *convaincus* dans l'espèce, lorsque, après avoir parcouru avec moi les localités où règne le charbon gangréneux cryptogamique, ils ont refusé de m'accompagner dans l'Auvergne, l'Aveyron, la Nièvre et la Sologne.

J'entrepris alors le voyage, dont les intéressants détails se trouvent annexés au présent mémoire, et j'ai rencontré cette funeste maladie au sud de St-Sarnin (Aveyron), et dans le canton d'Alban (Tarne). A St-Affrique, M. Roche-Lubin, praticien dont le nom est connu par les nombreux écrits qu'il a faits sur les affections charbonneuses, n'a observé dans sa clientèle, par les mêmes raisons que MM. les professeurs de Toulouse, que des cas de charbon cryptogamique.

A Saint-Flour, M. Felger, vétérinaire distingué, n'a, au contraire, observé dans ses courses que du *charbon virulent*, maladie inhérente à la nature du sol.

M. Roche-Lubin, comme le fait M. Delafond, d'Alfort, dans son mémoire sur les maladies du département de la Somme en 1845, soutient que *les affections charbonneuses sont gangréneuses et transmissibles à distance*, et, comme le savant professeur, il classe les intempéries parmi les *nombreuses* causes qu'il accuse, lorsque M. Felger, ainsi que M. Renaud l'expose dans son rapport sur les maladies de la Nièvre en 1846, *nie la contagion par principe volatil*, *n'accuse pas de gangrène et cite au nombre des causes principales les chaleurs excessives.*

La révision de ces remarques, faite en commun sur les lieux, pouvait amener la distinction des maux.

N'est-il pas, en effet, bien évident que si ces observateurs instruits eussent exploré ensemble ces différentes contrées, ils fussent demeurés convaincus qu'il existe deux sortes de *charbon* : l'un *cryptogamique*, très-fréquent dans les environs de St-Affrique, dans la Haute-Garonne, etc., et l'autre *virulent, géologique*, fort commun à St-Flour, dans la Nièvre, etc.

Après avoir eu un entretien avec l'honorable M. Baconnat, vétérinaire à Clermont, j'ai visité les environs de cette ville, et j'ai vu que, dans la localité, les deux fléaux règnent irrégulièrement et quelquefois ensemble sur le même animal ; aussi notre confrère n'a-t-il aucune idée arrêtée sur la nature et l'étiologie de ces sortes d'affections.

C'est dans la Nièvre, et dans la Sologne surtout, que j'ai rencontré le plus de terrains favorables au *charbon virulent*.

L'arrondissement de Niort m'a heureusement fourni des cas très-multipliés de l'une et l'autre espèce, et je puis dire que les progrès de l'agriculture, en rendant le *charbon gangréneux* plus fréquent, tendent à faire disparaitre l'autre genre d'affections.

Suivant les deux rapports ci-joints, concernant les enzooties que j'ai, d'après les ordres de M. le préfet des Deux-Sèvres, observées en 1851 et 1852 dans la commune de Saint-Symphorien, le mal n'a atteint que les bestiaux ayant vécu de pacages ou de fourrages provenant de prairies communales qui sont très-peu fumées ou qui ne le sont pas du tout, et la mort a particulièrement frappé les animaux nouvellement introduits dans le pays.

J'ai prédit au sieur Texier, cultivateur, qui, en 1852, prit une ferme dans la commune d'Aiffre, qu'il perdrait ses bestiaux parce que son prédécesseur n'avait pas fumé les prés pendant les deux dernières années de son bail.

Ces prévisions se sont réalisées, et lorsque le prédécesseur sortit, il n'éprouvait plus de pertes déjà depuis fort longtemps.

Les mêmes particularités se sont produites pour les cultivateurs Tristan et Chauvet (1) qui, en 1850, louèrent une métairie, l'un dans la commune du Vaneau, l'autre dans la

(1) J'avais, dès la récolte des foins de 1854, écrit à Chauvet, qui a pour toute fortune son bétail, qu'il perdrait, cette année, des animaux par le charbon virulent. Ma prédiction s'étant quelques mois après réalisée par la mort subite, chez ce laborieux cultivateur, de deux veaux, d'un bœuf et d'une vache, Chauvet, qui alors se repentit d'avoir négligé mes prescriptions que je lui avais si officieusement recommandées, déplorant son malheur, allait, ma lettre à la main, proclamer dans le bourg de Vaneau que les *devins* de la campagne ne sont rien comparés à M. Plasse!!

commune de Coulon; et je puis annoncer à l'avance que le même sort est réservé à ceux qui, à la Notre-Dame de mars prochaine, entreront dans les domaines de *Jumeau*, commune de Coulon, et de *Grange-Laidet*, commune de Saint-Ligaire. Cependant les fermiers sortant ne perdent plus de bestiaux par cette maladie.

La métairie d'Antes, commune de Niort, a de tout temps été en butte aux coups funestes du *charbon virulent*, et cela à un point que le propriétaire, voyant les colons s'y ruiner successivement, prit le parti de vendre le bien. Or, les acquéreurs ayant, l'année dernière, changé et élevé la sole des prés, ils peuvent être certains que le fléau est à jamais banni des lieux, à moins toutefois qu'on n'y introduise des fourrages provenant de prés argileux de même nature que ceux qu'ils ont si heureusement améliorés.

Beaucoup d'autres propriétaires, poussés par une fausse inspiration, attribuant les sinistres causés par le même mal à l'agglomération des bestiaux, à l'orient et aux vices de construction des bâtiments, les firent reconstruire et déplacer (comme on l'a fait au département de la guerre, pour le casernement); mais le *charbon*, de même que la *morve*, brave ces onéreuses précautions, que j'approuve du reste, et il y sévit toujours.

Les faits que j'avance concernant le charbon géologique sont puissants et incontestables; je pourrai, au besoin, en produire encore une quantité du même genre tendant tous à démontrer la nature, l'étiologie et les moyens préservatifs de ce mal, désormais bien distinct.

Poitiers, Imp. de A. DUPRÉ.

TABLEAU SYNOPTIQUE

Concernant une Affection charbonneuse qui a de tout temps sévi à Saint-Symphorien (Deux-Sèvres). — 1850.

NOMS DES PROPRIÉTAIRES.	ESPÈCES DES ANIMAUX. DATE DE L'ACHAT ET CELLE DE LA MORT.	SYMPTOMES.	DURÉE.	ALIMENTATION. NOURRITURE.	ALIMENTATION. BOISSONS.	PACAGES.	HABITATIONS.	TRAITEMENT.	OBSERVATIONS.

www.ingramcontent.com/pod-product-compliance
Ingram Content Group UK Ltd.
Pitfield, Milton Keynes, MK11 3LW, UK
UKHW021551260726
13993UKWH00002B/763